U0135235

上海市教育委员会立项支持项目系列成果

上海高校心理健康教育与咨询示范中心（上海中医药大学）

2023年度上海市教育科学研究项目：家国情怀视角下大学生生命意义感的构建和培育研究

（课题编号：C2023163）

健"心"

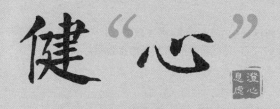

中医智慧九探

朱惠蓉 沈 漫 主编

澄心息虑系列丛书

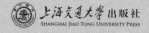

上海交通大学出版社

SHANGHAI JIAO TONG UNIVERSITY PRESS

内容提要

中国传统医学中蕴含着丰富且系统的调心、养心、疗心的思想、理论和技术。本书以生命智慧为主题,结合了哲学、教育学(心理学)和医学(中医、西医)等学科的成果,从"理论篇""实践篇""融汇篇"三个角度分别提炼、总结中华优秀传统文化中的生命智慧,尝试开展创新性发展和创造性转化,推动高校本土心理健康教育与咨询的发展,对现代心身问题提出建议。

本书立足传统医学,茹古涵今,闳中肆外,对中西医临床工作者、心理治疗师、心理咨询师和中医心理研究者、爱好者都有启发和借鉴作用。

图书在版编目(CIP)数据

健"心":中医智慧九探/朱惠蓉,沈漫主编. 一
上海:上海交通大学出版社,2024.5
ISBN 978 - 7 - 313 - 30627 - 2

Ⅰ.①健… Ⅱ.①朱…②沈… Ⅲ.①中医学 Ⅳ.
①R2

中国国家版本馆 CIP 数据核字(2024)第 086188 号

健"心"——中医智慧九探
JIAN "XIN"——ZHONGYI ZHIHUI JIU TAN

主　　编:朱惠蓉　沈　漫
出版发行:上海交通大学出版社　　　　　地　　址:上海市番禺路 951 号
邮政编码:200030　　　　　　　　　　　电　　话:021 - 64071208
印　　制:常熟市文化印刷有限公司　　　经　　销:全国新华书店
开　　本:710mm×1000mm　1/16　　　印　　张:13.25
字　　数:204 千字
版　　次:2024 年 5 月第 1 版　　　　　印　　次:2024 年 5 月第 1 次印刷
书　　号:ISBN 978 - 7 - 313 - 30627 - 2
定　　价:48.00 元

编委会名单

顾　　问：王庆其

主　　编：朱惠蓉　沈　漫

副 主 编：谌　誉　林　磊

编　　委：（按姓氏笔画排序）

李其忠　何仁富　何诗雯

何裕民　张黎声　赵旭东

姚玉红　席居哲

学术秘书：洪　静　杨琳蔚

序

继《谈"心"——中医名家十讲》《育"心"——中医心理八法》后，上海中医药大学继续拓展"澄心息虑系列图书"，内容从理论衍生到方法，对象从患者迁移到常人，这次加入高校大学生心理研究相关成果，整合专家资源，凝聚中国传统智慧，编写了这本《健"心"——中医智慧九探》。

在中国传统文化中，"九"是一个极限数字，被视为"神圣之数"。《黄帝内经·素问·三部九侯论》有云："天地之至数，始于一，终于九焉。一者天，二者地，三者人，因而三之，三三者九，以应九野。"《周易》亦云："乃阳之极，物之广，数之多也。"古人认为，九作为"数之终"，是阳数中的极数，再大的数，尾数也不可能大过"九"。所以"九"虚指"多"，"九死一生""九曲黄河""九牛一毛""十拿九稳""十病九痛"等皆为此意。除了"多"，"九"亦在"九宵云外""九泉之下"中指代"高""深"等意义。中国人喜欢"九"，中国又称为"九州"，中国的天也称为"九天"，本书名为《健"心"——中医智慧九探》，代表着中医智慧之内容多、水平高、内涵深，"九"又与"久"谐音，可谓中医智慧之历"久"弥新。

中国人向来重视身体和心理的双重健康。唐代魏徵《谏太宗十思疏》讲："求木之长者，必固其根本；欲流之远者，必浚其泉源。"树木、水流如此，人更应如此，要让一个人保持健康，就要注重其心理健康，而中医就具有调节身心健康的功能。《黄帝内经》重视"形神并调"，"形"即人体有形之躯，包括皮、脉、筋、骨、肉等，此处的"神"指代人的精神活动，包括意识、思维、情志等。《黄帝内经》认为，调形和调神同时进行才能使人快速康复。华佗的《青囊秘录》中提道"善医者,先医其心,而后医其身",也强调了养心调神的重要性。梁代陶弘景则在《养性延命录》中将惜神置于养生十要之首,强调"养生大要一曰啬神,二曰爱气,三曰养形",并认为"道者气也,保气则得道,得道则长存。神者精也,保精则神明,神明则长生",另辟吹、呼、嘘、呵、嘻、呬等十二种调息养神之法,以达到神具五脏安;孙思邈《千金方》中告诫众人"不以事累意,不临时俗之仪,淡然无为,神气自满",强调养性怡神的重要意义;金元时期的著名中医大家张从正和朱丹溪认识到情志因素是引起类似肿瘤病症的重要原因,张从正在《儒门事亲》中提出:"积之成之,或因暴怒喜悲思恐之气",并擅用以平惊奇法、情志相胜法、移精变气法等法治疗情志疾病,对中医心理学的发展贡献显著。

在七十余年的从医生涯中,我治癌强调扶正,扶正尤重形神并调、内外兼治。《素问·移精变气论》有云:"闭户塞牖,系之病者,数问其情,以从其意,得神者昌,失神者亡。"我的经验是,患者之"情"不仅包括病情病史,还有患者曾经历的人情、事件对心理造成的影响以及当下患者身心的情绪、感受。诊疗疾病时要以患者的身心状态变化为中心,从眼神、舌神、脉神中找思路,详询病情,评估形神状态。针对容易合并情志异常的肿瘤患者,可用调神疏肝药物治疗,必要时,需结合针刺及膏药贴敷外治,充分发挥形神并调疗法的优势,突破肿瘤疗效提高的瓶颈。调神治癌八法(守神调神、顺时调神、针刺调神、药石调神、导引调神、音乐调神、推拿调神、认知行为干预调神)对于治疗晚期肺癌大有裨益。

我欣喜地看到,在我的学生朱惠蓉老师的带领下,在上海中医药大学终身教授、上海市名中医、《黄帝内经》专家王庆其老师的指导下,在不同学科领域专家的通力合作下,澄心息虑系列图书的中文版已经出到了第三本。上海中医药大学在中国心理道路的探索旅途上,愈走愈踏实,一步一步将中国优秀传统文化中的宝贵资源提取、淬炼,结合新时代新要求新趋势,真切服务于广大学生、民众。

新时代心理健康教育工作者讲"心理育人",我想,没有哪个国家或民族能脱离文化讲"心理育人":植根于优秀传统文化的中医药宝库向所有"育人"者敞开。《中共中央国务院关于促进中医药传承创新发展的意见》明确提出:传承创新发展中医药是新时代中国特色社会主义事业的重要内容,是中华民族伟大复兴的大事。中医学的发展与时偕行,新时期的中医人要积极传承中华文化与中医文化精髓,主动肩负起中华文化伟大复兴的历史使命与责任。我衷心地希望,本书能为高校学生工作者、心理咨询师、中医医师提供一些新思路、新启发,也能被热爱东方文明、热爱中华优秀传统文化的"世界公民"所欣赏。愿我们的子孙能经由"心理育人",在灵魂深处,以自己是一位中国人自豪,以自己有一颗中国心骄傲。

是为序。

2024 年 4 月

刘嘉湘,国医大师、上海中医药大学附属龙华医院主任医师、终身教授,肿瘤科创科主任,国家中医临床基地(恶性肿瘤)首席专家,享受国务院政府特殊津贴专家,也是我国中医肿瘤学科创始人。

前 言

党的二十大报告指出:"中国式现代化是物质文明和精神文明相协调的现代化。物质富足、精神富有是社会主义现代化的根本要求。"精神富有须以健康的心理生活为前提,当代中国人对心理健康重视程度日益提高,对心理健康服务的需求也与日俱增,如何健"心"成为新时代的重要命题。

中医生命智慧可助力当代中国人健"心"。习总书记曾经说过,"中医药学是中国古代科学的瑰宝,也是打开中华文明宝库的钥匙。"作为中华文明智慧成果的集中体现和集大成者,中医药在帮助中国人进入中华文明宝库方面发挥着关键性作用也肩负着历史重任,其不仅蕴含着中华优秀传统文化的深厚底蕴,亦承载着中华民族的哲学思想和生存智慧。《素问·四气调神大论》提出,"是故圣人不治已病治未病,不治已乱治未乱,此之谓也。"《灵枢·逆顺》亦云,"上工治未病,不治已病。"中医学提倡未病先治,主张天人合一,宣扬顺应自然等思想同样适用于指导当代中国人健"心"。

健康的身心状态不仅契合时代发展对当代中国人的现实需求,对培养担当民族复兴大任的时代新人亦具有重要意义。2023 年 4 月,由教育部等十七部门联合印发的《全面加强和改进新时代学生心理健康工作专项行动计划(2023—2025年)》要求坚持健康第一的教育理念,切实把心理健康工作摆在更加突出的位置,促进学生思想道德素质、科学文化素质和身心健康素质协调发展。同年 10 月,国家卫生健康委召开新闻发布会,将学生心理健康工作上升为国家战略;上海市教委发布《全面加强和改进新时代学生心理健康工作专项行动实施方案》,支持高校开发应用中医心理等具有中国特色的技术与方法,加强教学科研成果的转化应用及推广。时代似乎在召唤我们,重视优秀传统文化和中医理论关于心理的阐释,因地制宜地发挥学校专业的资源优势。中医生命智慧助力当代中国人健"心"可从大学生做起。

上海中医药大学心理咨询与发展中心作为上海市心理健康教育与咨询示范中心,一直致力于以中华优秀传统文化为背景,从中医药宝库中寻找资源,构建大学生心理健康教育本土模式,切实增强心理工作实效。学校陆续出版《谈"心"——中医名家十讲》中/英文版、《育"心"——中医心理八法》等书,现今澄心息虑系列图书之《健"心"——中医智慧九探》亦将付梓。此书以生命智慧为主题,从"理论篇""实践篇""融汇篇"三个角度分别提炼、总结中华优秀传统文化中的生命智慧,尝试开展创新性发展和创造性转化。

在"理论篇"中,上海中医药大学终身教授、上海市名中医、国家中医药管理局第五/六/七批老中医药专家学术经验传承导师王庆其整理了中华优秀传统文化中的生命观,强调了追求生命价值的意义;上海中医药大学终身教授、上海市名中医、海派中医传承人指导老师李其忠从中医情志理论说起,诠释了传统文化下的情志养生之道及养生之术;中国心身医学终生成就奖获得者、中国医学哲学协会副理事长、上海中医药大学教授何裕民从背景、理论和现实三角度,分享了对东西方精神心理光谱理论的独到理解。

在"实践篇"中,上海中医药大学心理咨询与发展中心介绍了多年来以"朋辈互助、积极发展"为导向的"橙"(橙意暖心)文化和以"身心同养,全人健康"为核心的中医药特色"澄"(澄心息虑)文化建设经验,总结了"传统文化+"心理育人实践成果;全国优秀教师、教育部首届课程思政示范课程教学名师、上海中医药大学教授张黎声阐述了上海中医药大学《人体解剖学》课程中生命观教育的设计智慧;教育部高校辅导员名师工作室主持人、上海学校心理健康教育专家指导委员会委员、同济大学教授姚玉红从高校生命教育现实需求出发,对其生命教育课程成果进行了详细解读。

在"融汇篇"中,同济大学教授、同济大学附属精神卫生中心名誉院长、附属东方医院临床心理科学科带头人赵旭东讨论了文化视野下的中医心理疗愈力以及文化对临床治疗的意义；生命学与生命教育研究所所长、中国陶行知研究会生命教育专业委员会副理事长、浙江传媒学院马克思主义学院教授何仁富从儒学视角展开了其对生命教育的建构；华东师范大学心理与认知科学学院教授、华东师范大学涵静书院积极教育(中国)中心主任、上海市心理健康与危机干预重点实验室副主任席居哲从弹性科学角度探讨了常变情境下的生命弹性应对。

作为"澄心息虑系列图书"的又一力作，本书勤求古训，博采众长，从传统文化、中医心理、课程教学、生命体验及校园实践等角度出发，总结基于中华优秀传统文化智慧进行健"心"的理论和方法，一方面希望指导当代大学生心理健康教育工作，提升大学生心理健康水平，探索总结新时代生命教育路径，助力心理育人；另一方面，希望帮助更广泛的读者，从传统文化土壤中挖掘和提炼中国人的生命意义和价值取向，汲取能量，获得身心整合的方法。

在上海市教委的殷切关怀下，在上海交通大学出版社的鼎力支持下，转眼间本书即将出版，编写过程中受到有关专家、领导的指导和关爱，在此致以诚挚的谢意。中医健"心"还是在一个不断探索进步的阶段，如有不足之处，恳请各位同道专家、临床一线医师、心理教育工作者和广大读者批评指正。

朱惠蓉

2024 年 4 月

目 录

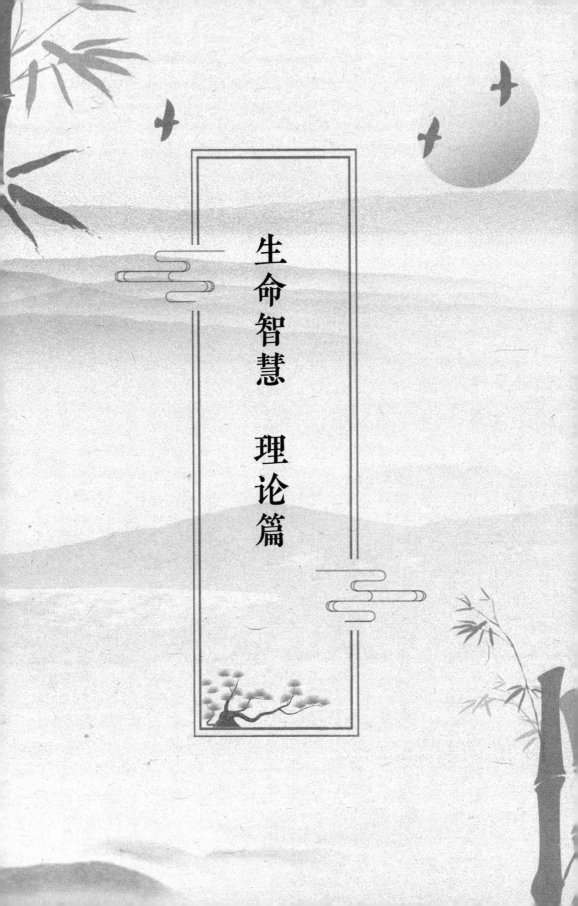

生命智慧　理论篇

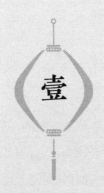

壹

中医药文化中的生命观

撰稿人介绍

王庆其，上海中医药大学终身教授，博士生导师，博士后合作导师，教学名师，上海市名中医，国家中医药管理局第五、六、七批老中医药专家学术经验传承导师，获国务院政府特殊津贴。国医大师裘沛然先生学术传承人。从事中医内科临床工作50余年，《黄帝内经》教学研究40余年。研究方向：中医药治疗脾胃病及心身疾病临床研究；中医经典文化价值及临床应用研究。曾获中华中医药学会科技成果二、三等奖，"名师高徒奖"，国家中医药管理局科技成果二等奖；2次获得上海中医药科技奖一等奖；3次获得上海市中医药学会科技著作奖；另获中国中医科学院岐黄中医药发展创新奖传承人奖、上海市优秀本科教材一等奖、市教委教学科研成果二等奖等。发表学术论文300余篇，主编(副主编)学术著作60余部。培养硕士、博士、博士后40人，学术传承人20余人。

讲到生命,我们会想到著名诗人裴多菲的一句名言,"生命诚可贵,爱情价更高",生命是非常宝贵的。观照当今社会,却时有耳闻种种不太珍惜生命的现象,比如说一些年轻人,通宵达旦地上网,抽烟、喝酒无度,甚至吸毒,崇尚及时行乐,不断在消耗生命。另外,个别年轻人没有信仰,没有追求,消极厌世,自杀的现象时有所闻,不懂得珍惜生命。我感觉这不符合天理规律,一个人的生命不仅仅属于自己,还属于父母、家庭以及社会,我们没有权利不珍惜自己的生命。

有一位哲人讲过,不珍惜生命的人不配拥有生命。苏东坡说把自己生命不当回事的人,自然不会把别人的生命当一回事。

今天,我受上海中医药大学心理咨询中心的委托,和大家讨论一下中医药文化中的生命观。

什么叫生命观?

生命观是人类关于如何对待自然界生命物体的一种态度,是世界观的一种,包括对人类自身生命的态度。从人类历史发展整体看,生命观反映社会的文明程度和人类对自身的认识程度。

谈到中医学的生命观,一定要联系中国传统文化关于生命观的基本认识。在中国古代典籍中,"生"与"命"最初是分开使用的。"生"字最早见于殷代的《卜辞》,它的本义是指草木发生长出,其古字形像一棵草在地面上长出来的样子。所以"生"有生机的意思。到了西汉时期,"生"开始有生命的含义。"命",汉代的《说文解字》说:"命,使也。"有使命的意思,命生后很快与"天"相联系,这是中国古代的重要思想,意味着命是大自然赋予的。周代的"命"有命运、寿命、使命的意义。到了春秋时期,人们开始将"命"与"生""死"相联系,生与死是命的产生与终极的两个方面。

西汉司马迁说:"究天人之际,通古今之变,成一家之言。"宋代邵雍说:"学不际天人,不足以谓之学。"宋代理学家朱熹说:"天即人,人即天。人之此生得之于天,既生此人,则天又在人矣。"他把天和人两者作为整体来理解的。现代学者马中讲:"人的本质就是人—人、人—天关系的总和。天为人之所本,人为天之所至,即人从自然中物类演化所至。"

中医学接受了传统文化的影响,中医是中国人的生命科学。讲到人、生命的时候,一定要联系到天,从天的研究到人的研究,从人的探讨到天的研究,所以中医学认为人是"天—地—人"关系的总和。《旧唐书·孙思邈传》说:"善言天者,必质之于人;善言人者,亦本之于天。"这就是前面所说的,讲到天一定要联系人,讲到人的生命,一定要联系到天。《周易·系辞下》说:"有天道焉,有人道焉,有地道焉,兼三才而两之。"天地人三才之道,是中国人最重要的思维方式,展现了中华民族与天地和谐相处的高超智慧。从这个角度讲,中医学是以"天地人三才一体"为理论核心,是从宏观的角度探讨人体生命活动规律及其对疾病防治的学问。

要讨论中医学文化中的生命观,一定要从中国传统文化谈起,因为中医药文化源于中国传统文化。

儒家生命观:

儒家关于人的起源,在《淮南子》里面提出了天地人的说法。西汉的儒学家董仲舒认为,"人"是"天"创造出来的,"人之为人,本于天,天亦人之曾祖父也",把人作为"天"的缩影。儒家认为:"有生者必有死,有始者必有终,自然之道也。"人既然出生,就无法避免老、病、死,是自然生命的结束,属于自然现象。死亡非人力所能左右,是自然的结果,所以儒家认为,人对死亡毋须过分悲叹。

儒家还认为,人应该珍惜生命,生尽其用,有所作为。人生下来,既然来到这个世界上,应该有所作为。《左传》提出"立德""立功""立言",成为"三不朽"。我理解立德就是做人,做人当以立德为本;立功就是做事,人来到这个社会,应该对社会有所贡献;立言就是做学问,有传世之作。中国古代仕人要求做到"三立",达到"三不朽"。

儒家的生命观蕴含的献身和奋斗精神,曾是中华民族在困难时期不消极、不沉沦的重要力量源泉和精神支柱。所谓"穷则独善其身,达则兼济天下",这就是古代中国仕人为人处世的基本准则。

道家生命观:

(1)老子的"道"被视为"万物之母","道者万物之奥","道"所生的万物之中自然包含着生命的形态。所以道家认为，生命根于“道”，也就是根于自然，离开了自然，生命便不复存在。老子的“道”，是他的最高境界，他把“道”与生命联系在一起。

（2）认为生命依赖于自然环境，生命必须依靠天地万物的供养才能存在。大自然是我们人类赖以生存的一个基本要素。

（3）认为生命是“道”本质的外化，人的本性是道性的体现，只有接近“道”的状态才是生命的本然状态，其基本内涵是“无为”“返璞归真”。无为就是要遵循自然规律，人在自然规律面前是无为的，人只有遵循自然规律才能有所作为。老子强调，人要返璞归真，保持人的本真状态。所谓“道法自然”，也就是自然无为的状态。

老子在《道德经》中还提出“复归于婴儿”的观点，婴儿代表了纯真、纯净、纯善、无邪的状态，所以人要回归到婴儿这种非常纯净、纯朴的本真状态，这是生命的最高境界，也是老子理想的境界。

老子对“生”的态度可以概括为三点：一是珍惜“生”的状态；二是主张“摄生”，就是后世所讲的“养生”；三是追慕“长生”。第一个是珍惜生命本真的状态，要复归于婴儿；第二个还是要养生，要顺应自然来养好身体；第三个要追求长寿之道。

道家的代表人物庄子提出“养生”“全生”“达生”，传承了老子的思想，并有所发挥和发展，在精神境界上摒弃了生与死的区分与大道合一。庄子说：“天地与我并生，万物与我为一”，这是“天人合一”最早或者是道家的理解，人与自然不可以分割，人与天地万物是合而为一的，做到这样才能够达到“死而不亡”的境界。

庄子有一个“鼓盆而歌”的故事：庄子的妻子亡故了，他失去了相依为命的伴侣。一般来说，这种情况下，死者的亲人都非常悲哀，但庄子的朋友惠子前来吊唁时，他看见庄子非但不哭，反而鼓盆而歌，感到不可思议。庄子说，生死本有命，气形变化中。庄子认为，人是由气构成的，气的聚散就是生命的产生和消亡，如今变化又回到了死亡，这就跟春夏秋冬四季的运行一样，它是周而复始的，死去的那个人静卧于天地之间，而我们活着的人哭哭啼啼，这是不通达天命。这体现了庄子对生死顺其自然的乐观态度，他认为生死就是自然界春夏秋冬循环一样的过程，不必要过于悲伤。

在道家看来，生命根源于自然，存在于自然，又归属于自然，自然是名副其实的生命家园。道家的生命观自始至终将生命与自然紧紧地联系在一起，体现了浓厚的自然关怀。

佛家生命观：

佛家提倡重视人生，其目的就是要人珍惜此身。佛家关注人类的生存和命运，劝告人们人生难得，要珍惜生命，用于修学佛法，求证解脱。

佛家笃信因果报应与轮回的思想，由此生发出众生平等心，为众生拔苦与乐的慈悲心。"人人都是命，半点不由人"，一切事情都是由命运主宰的。所谓"救人一命，胜造七级浮屠"，主张不杀生，就是对关爱生命善行的一种赞扬。

纵观所有的宗教，都是以神为本的，人由神所造。并最终回归神的怀抱。而佛家文化的宗旨就是关注和改善人的现实人生。佛家正是通过强调"佛性"人人共有，主张人通过对"佛性"的追求来实现自己的生命价值，用"顿悟成佛""心净即佛"作为人之生命的最终目的，以实现人从有限的生命进入无限的涅槃寂静境界。

纵观儒、道、佛三家，都充分肯定并注重提升人的生命价值，但他们的视野切入角度各不相同。

儒家认为，人的生命"最为天下贵"，它的宗旨是有"仁"和"义"。仁者爱人，义者义也。人要着力于提升人的社会生命价值，人活在世界上，应该为社会做一点事情，这样才能体现生命的价值，这是儒家的基本思想。

道家认为，"人最为贵"，贵在"唯人有智"，提出人要着力提升自然生命力价值，"全身保真"，就是我们前面所提到的复归婴儿，保存人生命的自然状态，认为这是生命的最佳境界。

佛家认为，"人道胜于天道"，贵在"唯人有悟"，强调"觉悟"，提出人要着力提升精神生命力，"功名利禄全抛下"，从精神意识上超脱苦海，升入涅槃，就是超脱生死的境界，把生死也看得非常超脱。

在如何实现生命价值上，三家各有各的观点。儒家强调是修身，"修身必先正心"，强调修身养性，来实现生命的价值；道家强调"与道合一"，也就是与天地合一；佛家强调"觉悟"。

所以在学术界历来有这样的说法：治理世道要学习儒家的思想，治身要学习道家的思想，治心要学习佛家的理念。所谓"儒家入世，道家隐世，佛家出世"，这些说法仅供我们参考,我们也可以从生命观的角度理解三家的基本思想和理念。

以上我们粗略地讲了中国传统文化中儒释道关于生命观的理解。如果要讲到中医学文化的生命观,它离不开传统文化儒释道的生命观,跟它们是一脉相承、血肉相连的。中医学对于生命的认识,其实也是中国传统文化对于生命的认知,中医药文化脱胎于中华传统文化,中医学是中国人长期与疾病做斗争的经验结晶,是中国人的生存技术和生存方式。生存技术就是指医学及其医疗技术,由此衍生为中医学;生存方式则演化为中医药文化。胡适先生曾经讲:文化是文明所形成的生活方式。中华民族的文化是我们中华民族的生活方式,也是中华文明形成的根源。所以中医学是中国人的生命科学,也是具有东方文化色彩的医学科学。

中医学实际上是中国人对生命的一种哲学认知,中医被古人称为"生生之学",即"生生不息"之学,是关于生命智慧和生命艺术的学问。我们不能把中医学视为单纯的疾病医学。中医学不仅是一门防病、治病的学问,还具有丰富的人文内涵,它是包括文化、哲学、艺术等在内的一种综合性的人文生命学。现代人对中医的理解往往是"跟西医相对的中国医学",但如此一来,中医这门具有深刻内涵的传统学问就被淡化、被解构了,实际上,中医学具有更深层次的含义。

中医药学是中国传统文化与医疗实践经验相结合的产物。传统文化是根基、是土壤,中医学是建立在大地上的大树、大厦。所以我们今天研究中医药学和中医学的生命观,必须以它的文化基因作为切入点。"从文化解读医学,从医学理解文化"。中医学博大精深,它不仅仅是治病的理论和技术,还含有丰富的人文内涵和哲学含义。

中医学中的"中",有人认为是"致中和"的意思。"致中和"是儒家最基本的学术思想,是一个哲学概念。中国的医学不是纯粹的自然科学,它密切关注人所处的自然环境、社会环境,所以常常把医"人"与医"国"相提并论。古人说,"愿为良医,不为良相"。良医治人,良相治国,良医治人和良相治国的道理是一脉相承的,传统文化的根源来源于同一个中华传统文化,所以它们两者经常被相提并论。《黄帝内经》提出"不治已病治未病,不治已乱治未乱",就是把"治病"与"治国"相提并论。

中医学与哲学息息相通,哲学有医学的目标,重视关怀人、爱护人;医学有哲学的基因,强调"天人合一",人是"天地人"关系的总和。哲学家们常常把《黄帝内经》

当作哲学经典来理解,在《中国古代哲学史》及《中国哲学史新编》中,把《黄帝内经》当作哲学著作来解读。《黄帝内经》中讲的许多医学道理,都赋予了哲学的内涵,它们两者血脉相连。由此学界把哲学理解为"生命哲学",中医学是中国人的生命科学,把医学与哲学都作为"人学"来对待。

复旦大学医学院王卫平教授说:"医学所研究的对象是人类本身;导致人类疾病或影响人类健康的因素不仅涉及自然科学领域,而且也紧密联系到社会和人文科学等领域,通俗地讲,医学是人学。"所以医生应该具有人文精神。所谓人文精神是一种普遍的人类自我关怀,表现为对人的尊严、价值、命运的维护、追求和关切,它关注的是人类的价值和精神表现。从某种意义上说,人之所以是万物之灵,就在于它有人文,有自己独特的精神文化。

医学是通过治病来达到救人目的的艺术,所以必须将医学与人文相结合。我们经常讲,缺乏科学的医疗是愚昧的,缺乏人文的医疗是冰冷的。中医学和中国传统文化,与人文科学是紧密相连的。社会上有个别人想否定中医学,那是因为他没有真正了解中医学。否定中医学就否定了中国传统文化,否定了中华民族五千年的文明史,因为中医学就是五千年中华文明的结晶和产物,它是在中国传统文化的基础上形成的一门医学与人文相结合的生命科学。你要是否定中医学,不就是否定了中华五千年的文明和文化吗? 所以这是不可思议的。

中医学文化中,有关生命的认知和理解如下。

1. 生命来源——"天地合气,命之曰人"

（1）人的生命是天地阴阳相互交感作用的产物。

在《黄帝内经》以前,庄子讲:"人之生,气之聚也;聚则为生,散则为死。"生命是气的聚散过程。《黄帝内经》秉承了传统文化的理念,它说:"人生于地,悬命于天,天地合气,命之曰人。"恩格斯说人是大自然的产物。《黄帝内经》在 2 500 年以前就提出了"天地合气,命之曰人"。天地代表自然,自然界中充满着气,阴气和阳气相互交感,相互作用,产生了万物,包括人类的生命。所以《黄帝内经》说:"生之本,本于阴阳。"自然界的阴气和阳气相互交感作用,产生了生命,产生了万事万物,从哲学角度说明了人类生命是天地演化的产物。天为生命提供了阳光、空气及适宜的气象,地为人类提供了必要的水、土壤及其他有利的地理环境,于是生命便在天地阴阳交互作用下形成,在阴阳和谐状态下孕育生息。这就是为什么中国文化强调"天人合一"的道理,因为天、地与人,都来源于气,它们的根源是一致的,所以天和人是不可分割的。

恩格斯在《自然辩证法》中说:"生命是整个自然界的结果。"大自然是人类赖以生存的源泉,人离不开大自然,也必然要受到自然的制约。

《系辞传下》说:"天地氤氲,万物化醇;男女构精,万物化生。"也就是说,无论是天地还是生命,阴阳结合而生万物,与男女构精衍生人类是相似的。

《黄帝内经》说:"阴阳者,天地之道也,万物之纲纪,变化之父母,生杀之本始,神明之府也,治病必求于本。"阴阳不仅是天地万物变化的总纲领,也是我们防病、治病的根本,所谓"治病必求于本",是中医治疗一个非常重要的理念,这个"本"是本于天地阴阳。古代医家告诉我们,人类的产生不是来自超自然的神,人类生命和其他生物一样,都是由自然界天地阴阳之气交感和合而生成,而并非被什么能力凭空塑造出来的。这一观点彻底摆脱上帝创造人类的说法,充分体现唯物主义无神论的生命观。《黄帝内经》说:"拘于鬼神者,不可与言至德。""至德"就是医学的道理,对于迷信于鬼神的人,我没办法跟你讨论医学的道理、关于生命的哲理。

古代哲学家、医学家在探讨万物的生成和宇宙本原问题的时候,也提出了人的起源问题。《庄子》:"通天下一气耳。"整个天地自然都是由气构成的,天下都是一种气,人的存在就是气的集聚,气聚就是生,气散就是死,这是一种自然规律。

中国古代的整个文化思想体系都认为生命就是由"气"生成的。东汉时期著名的哲学家王充说:"天地合气,物偶自生,犹夫妇合气,子自生矣。"天气和地气,也就是阴气和阳气,相互作用产生了万物,好像夫妻之间,阴气和阳气相互结合产生了下一代,这个道理是一样的,天地阴阳之气相合产生了万物,人也是自然的产物。

《黄帝内经》进一步说:"人以天地之气生,四时之法成。""天地之大纪,人神之通应也。"也就是说,人的生命是由天地阴阳之气的相互作用而产生,自然界有春夏秋冬四时之气的变化,实际上就是天地阴阳之气升降浮沉的一种表现。天地阴阳的变化规律也就是人的生命活动的变化规律。所以说"天地之大纪","大纪"就是法则和规律,而人的生命规律,与自然界变化的规律相通应。

西方医学由生物医学模式,逐渐演化为社会—心理—生物医学模式。中医学的医学模式,就是在"天人合一"思想指导下,构建了"天地人三才一体"的医学模式。认为人是医学关注的核心,把人放在人与自然、社会环境的变化中来研究其心身状态,结合环境变化的各种因素进行诊治疾病等医学实践活动,是中医学的基本原则。这是中医学最重要的一个哲学理念,也是它的生命观和价值观。

所以《黄帝内经》要求每一个医生都必须"上知天文,下知地理,中知人事"。天文地理就是指整个自然界,"人事"指社会政治、经济文化以及人际关系等因素,也就是社会因素。无论是自然的因素还是社会的因素,均可以涉及心身的活动。作为医生,知识要渊博,不是仅仅掌握防病、治病的方法和技术就可成为一个医生,否则充其量只是个医匠而已。真正的中医医生,应该是上知天文、下知地理、中知人事,因为这些自然因素和社会因素,都与人的心身活动密切相关,你若不了解天文地理和社会人事,就不可能成为一个真正的好医生。

所以,"天人合一"实际上是中医学的最高信仰。钱穆先生讲,中国文化对世界文化最大的贡献就是提出了"天人合一"的理念。我们现在强调,中医要走向世界,首先中医药文化要走向世界,中医学文化的核心理念就是"天人合一"。西方人离开了人讲天,而今天的科学越发达,越显示出其对人类生存的不良影响,他们提出的"二元论"理念逐渐被现实所粉碎,"天人合一论"是中国传统文化对人类的最大贡献,我们把天和人作为整体来理解,人不可以离开天,离开自然环境就不能生存了,人要敬畏自然、顺应自然,这是中医学最重要的一个理念。

中医学从"天地人三才一体"的思想出发,在生命的演化过程中把握生命活动规律。《黄帝内经》提出的"人与天地相参"和"人与天地相应",是对中国传统文化"天人合一"思想的重大发展,是中医学基本的核心理念,它贯穿于中医学理论体系的全部,并成为临床疾病防治实践的指导思想。中医学和西医学的根本分水岭,是在防病、治病理论体系和技术体系中,始终把天地人三才作为一个整体来理解,从宏观上解读人体的生理、病理现象,以此提出指导防病、治病的技术和方法。

(2)人体是父母两精相结合的结果。

人的生命是天地相互交错、相互作用的结果,这是从哲学角度讲。从医学角度讲,人体的生命是父精母血相互结合的产物,《黄帝内经》说:"故生之来,谓之精。"什么是精呢?是来自父母的先天之精。两精就是父精和母精,阳精和阴精,两精相结合,产生了具有生命活力的胚胎,形成新的生命体,这叫"两精相搏谓之神"。中医学所讲的精神,其实精和神是两个不同的概念,精是物质,神是生命的活力,先有精,然后再有神。《黄帝内经》讲得很清楚,"两精相搏谓之神",男女两精相结合才形成了新的生命体,形成了新的生命活力,形神俱备乃为人。中医学认为精气是构成人体的根本,有了精才有生命活力的人。

《黄帝内经》里还讲到:"人始生,先成精,精成而脑髓生,骨为干,脉为营,筋为刚,肉为墙,皮肤坚,而毛发长。"具体阐述了人的生命是逐渐形成的过程,明确指出构成人体各种器官,如脑髓、骨、脉、筋、肉、皮肤、毛发等,均是由父母精气相结合后化育而成的。由此从医学角度对人类个体生命的起源做了探索。

2. 生命要素——"形神合一,乃成为人"

关于生命观的第二个观点,中医学提出了生命的要素,就是由形和神两者相结合,乃成为人,《黄帝内经》说"形神合一,乃成为人"。

关于形神的观点,在传统哲学中有两种观点,一种认为是形神二元论。比如西汉时期的《淮南子》说:"夫精神者所受于天也,而形体者所禀于地也",肯定形体、精神皆禀气而成,但形体所禀的是地之重浊之气,精神所禀的是天地之清轻之气,人死后精神归于天,形体归于地,这是明显的二元论。此是儒家的代表著作《淮南子》提出了形神二元论的观点。

另外一种观点是形质神用论。如南北朝范缜说:"神即形也,形即神也。"形和神是不可以分离的。他说:"形存则神存,形谢则神灭也。"形体消灭了,神也消灭了,所谓"形"就是形体,"神"就是精神,也包括人的生命活力。"即"就是密不可分的意思,范缜认为二者之间的关系是"名殊而体一",名称上两者不一样,实际上是一样的,"形神不二",不可分离,形体存在,精神才能够存在;形体衰亡,精神也就归于消灭。《黄帝内经》受形质神用论的影响,形神是不可分割的,形消亡了,神也消亡了,与封建迷信中所讲的神不灭论是完全不可等同而论的。

《黄帝内经》关于形神问题有一段精彩的描述,"何者为神? 岐伯曰:血气已和,营卫已通,五藏已成,神气舍心,魂魄毕具,乃成为人。"不学中医的同志对这段话可能有点费解,其实很简单,营卫、气血、五藏都是有形的东西,魂魄和神都是精神的东西,什么叫"神"呢? 就是一个人具备了营卫、气血、五脏六腑,再具备了魂魄和神,就是成为一个人。很明显,这是《黄帝内经》受形神一元论观点的影响,提出了一个很重要的理念,就是"形神合一,乃成为人"。中医学认为,一个完整的生命必须是形神俱备、形神合一的,才会表现出生命力,才会是一个活体的人。

明代张介宾不仅是一个伟大的医学家,还是一个伟大的哲学家,他的许多论述不仅是医学的经典,还富有哲理。他说:"形者神之体,神者形之用。"形是神的本体,也就是神产生的根源。"神者形之用",神是精神,人的生命活力,是来自形体的功能和作用,无神则形不可以活,没有神,这个形体就成为一具僵尸了,"无形则神无以生",没有形体,神就是没有载体,就不能生存。所以,"形神俱备,乃为全体"。张介宾一本《类经》,用四十年的时间,对《黄帝内经》做了最好的发挥,提出了许多富有哲理的理念,是对《黄帝内经》形神观点的发挥和发展。

《黄帝内经》还告诉我们:形神和谐才能健康长寿。"故能形与神俱,而尽终天年"。形神和谐、形神协调才能尽终天年,"天"就是自然,"年"就是年龄和寿命,"天年"就是大自然赋予人类应该活到的寿命数,尽终天年就是我们人活到了自然赋予人类应该活到的寿命数,所谓寿终正寝。《黄帝内经》的作者认为人的寿命应该是多少呢?他提出了"度百岁乃去",他说人的自然寿命应该超过一百年,这是人的自然寿命。根据有关的考据,在西汉中下叶那个年代,人的平均寿命才三十多岁,活到一百岁的很少。所以我们理解《黄帝内经》所提出的"度百岁乃去",这是《黄帝内经》的作者提出的理想自然寿命数。

另外,《黄帝内经》认为:形神失和则病,形神分离则亡。《黄帝内经》的原文告诉我们,百岁是《黄帝内经》提出的人类应该活到的天年(自然寿命数),到了百岁的时候,"五藏皆虚",五藏已经亏虚到极点,"神气皆去",五脏是形体,形体是产生神气的本体,五脏虚到极点,神气赖以生存的本体消亡,"形骸独居而终矣",也就是形神分离而死亡了。形体衰竭,神就不存在了,人的生命也到了极点。这些话其实不难理解,都强调了形神合一是健康长寿的一个依据。我们现在讲养生,要吃好,要运动,要睡眠好,就是强调养形,其实养生更重要的是养神,心理健康是人类健康长寿的另外一半重要因素。历代养生的流派再多,无非是分为两大派,一是如何养形,另外一部分如何养神,形宜动,神要静,形神和谐,才能健康长寿,尽终天年。

从以上的描述说明,形神合一的观点是中医学的生命观,也是心身理论的本质。心身医学存在的价值和意义,就是对现代医学根深蒂固的心身分离观念和单纯生物医学模式的一种挑战,它促使人们用整体的医学观点,去认识生命、健康和疾病的本质。中医学没有心身医学这个名词,但是它的思想、本质就是形神合一的观点。上海曾经召开了一次关于心身医学的学术年会,他们邀请我讲《黄帝内经》的形神医学观,我就专门阐述了《黄帝内经》关于形神合一的理念,西医学的精神病学专家认为,真正的心身医学的根源,最早还是来源于《黄帝内经》,因为国外的心身医学,从诞生到现在不过100年不到,《黄帝内经》关于形神合一的理念,就是心身医学的根源,在2500年以前的西汉就已经阐述得非常深刻了。所以,真正的心身医学的故乡不在国外,而在我们中国,这不是我讲的,这是一位研究心身医学的外国专家讲的,他说"心理学的故乡是在中国",我们可以追根溯源的话,那就是在《黄帝内经》中找到它的根和源。

(1)心统率形神。

我们进一步阐述关于形神的观点,具体来讲,中医学认为,心是统帅形神的,也就是生理和心理的。中医学形神关系的基本特点,就是心统帅形神。中医学讲的心和西方医学讲的心是两码事,西方医学讲的心是人体解剖学中的心脏实体,它如一个倒挂的生梨,是人体循环系统中的一个器官。中医学讲的心,它是中医脏象学中的心,它可以统帅人的心理和生理。《黄帝内经》说:"心者君主之官",用古代社会的官职来形容心的功能,好像统治国家的君王一样,"神明出焉",是主宰全身的精神心理活动。在《黄帝内经》的另外一篇中讲:"心者,五脏六腑之大主,精神之所舍也。"心为五脏六腑之大主,也就是指全身形体功能的主宰,这是形的一方面。另一方面是精神方面,也是由心所主宰的。中医学是强调用心来统帅形和神的,显然这个心好像一国的君王一样,统帅整个国民经济和民生各种活动的,所以它是一个"君主之官",它主宰人体生理和心理两大方面的活动。

心有两大生理功能,一个是心主血脉,全身血脉的运行是由心来主宰的,这一点与西医的循环系统的功能相似,心就是泵的作用,它能够把全身的血液通过泵的作用达到输出和输入的功能,中医学是心主血脉。心的另外一个功能,是心主神明,也就是心可以主宰人的精神活动。张介宾在《类经图翼》里面做了进一步的概括,他说:"心为脏腑之主,而总统魂魄,并赅意志。"魂魄、意志都是指人的精神心理活动,包括人本能的生理功能活动。

所以概括起来这样讲,中医学将心作为调节心理、生理活动的最高统帅,把形、神整合成统一的整体,这是中医学对心身理论的独特理解,也是一种独到的智慧。显然中医学讲的心,不能仅仅把它理解为只在循环活动中起一个泵的作用。

(2)人生"三宝"——精气神。

中医学认为人生"三宝"精气神。中医学认为精是分为先天之精和后天之精,先天之精来自父母,后天之精来自食物经过五脏六腑消化以后形成的物质,它是构成人体生命活动的一个基本物质。先天之精储存在肾脏里面,后天之精主要是由脾胃来化生的。在中医学的理论中,把肾作为先天的脏器,是先天之本,把脾胃作为后天之本,中医把脾和肾这两者的功能,认为是人体生命活动中最重要的两个脏象。

中医学所讲的气,受古代"气一元论"的影响,认为人体是由气构成的,认为有气则生,无气则死。人体生命活动离不开气。具体来讲,人体中有元气这个概念,元气就是本元之气,元气是生命活动赖以生存的基本物质。《黄帝内经》认为,有气则生,无气则死。元气的盛衰和聚散,运行是不是正常,直接关系到人的生老病死,元气充足,运行正常,是人体健康的基本保证。元气不足,机体失调,这是造成疾病的原因。因此,防病治病,要强调以元气为本。养生中,我们要特别重视养护元气。

神是生命活动的基本概括,这个神不仅是精神心理活动的概括,而且是整个人体生命活动的概括。"形为神之体",神是以形为物质基础的,形聚才能神生。中医强调精气,是神活动的物质基础。精气充足,神的活动才能健全。人的精气不足,面色憔悴,没有光泽,就是没有神气,精神萎靡不振,本质就是精气亏虚,然后导致了神气的衰弱。无论是防病还是治病,都要强调补精气和养精神,这两者不可以偏颇。

中医学把精气神当作人生的"三宝",中医的养生也好,防病治病也好,都要维护精气神的功能,一旦精气神亏虚了,或者衰竭了,就要生病,乃至于生命完结。所以中医学强调,人体自身各部分之间,它们不是互不相关、各自为政的,应该互相协调,形成一个统一的整体。不仅人体自身是一个统一的整体,而且与自然环境和社会环境之间,也是一个密不可分的统一整体。无论是防病还是养生,都要关注"三宝"是不是健全完好,这是关系到生命存亡的关键所在。

清代的医家林佩琴在《类证治裁》中讲:"一身所宝,唯精气神,神生于气,气生于精,精化为气,气化为神。故精者身之本,气者神之主,形者神之宅也。"林佩琴把精气神三者的关系做了进一步的解读。总而言之,说明了精气神三者不可以偏颇,不可以分割。

(3) 阴平阳秘,精神乃治。

《黄帝内经》强调"阴平阳秘,精神乃治"。中医讲阴阳,气也可以分为阴气和阳气。人体中可以分为许许多多的阴阳概念,强调阴阳之间要协调和谐,用就是"阴平阳秘",只有"阴平阳秘"才能身体健康长寿。明代医家张介宾说:"医道虽繁,可一言以蔽之,曰阴阳而已。"阴阳失调是疾病的象征,阴阳的消亡是死亡的标志,"阴平阳秘"是健康长寿的关键。

3. 生命的理想状态——"中和"

中医学强调生命的理想状态是"中和"。"中和"来源于儒家文化,生命不是造物主、神造出来的,生命是天地之气达到和谐状态而产生的。生命因"和"而生,所以生命的最佳状态就是"中和"。"中"就是"中庸",指不偏不倚,折中调和。"和"是指"和谐",也是平和、和缓、协调的意思。本来是指两个和两个以上事物之间的关系,如人与自然、人与社会、人与人之间以及人自身的内部,处于一种和谐的状态,这是一个最理想的状态。

老子《道德经》说:"万物负阴而抱阳,冲气以为和。"负跟抱是两个动词,实际上万物都具有阴阳两个方面,"冲气以为和","冲气"是动词,在阴阳之间相互联系、相互作用,互根互用,保持和谐的状态,才能维护自然界的生生化化。《国语·郑语》说:"和实生物,同则不继。"阴阳两者之间的事物,要以一种和谐的状态才能衍生出万事万物。《黄帝内经》说:"阴阳和,故有子",是指男女两精相结合,和谐地相结合,就会产生下一代。自然界中也是这样,阴的事物和阳的事物和谐地相处,产生万事万物。"同则不继",如果性质相同的两个事物结合在一起,只不过是数量的叠加,不可能产生新的事物,这是一个富有哲理的理念。

《论语》推广到社会生活和人际关系中,孔子讲:"君子和而不同,小人同而不和。"这是从人的社会关系来讲。人群是由百家构成的,人与人的关系,可以保留不同的见解，但是总体上要保持协调和谐，社会生活才能够有滋有味。"小人同而不和"，小人是表面一套，阳奉阴违，表面上是同的，实际上内心是勾心斗角，是不和的。这样一个社会就不可能和谐，人际关系也会不和谐。我们国家也经常引用《论语》中的"君子和而不同"的观点，来处理国与国之间的关系，各个国家有不同的文化、民族、习俗，可以保留不同的方式，但是要求大同存小异，要保持"和而不同"的关系，世界才能够大同，和和美美。

前文说到生命的最佳状态是"中和"，健康是人类追求的目标，健康实际上是一种和谐的状态。《灵枢·本藏》说道，"是故血和则经脉流行，营复阴阳，筋骨藏强，关节清利矣；卫气和则分肉解利，皮肤调柔，腠理致密矣；志意和则精神专直，魂魄不散，悔怒不起，五藏不受邪矣；寒温和则六府化谷，风痹不作，经脉通利，肢节得安矣。此人之常平也。"简言之，平常之人，也就是健康之人，用四句话概括就是血和、卫气和、志意和、寒温和。

中医讲气血是维护人体生命活动的基本物质，气血是处在不断运行的状态。气血运行和畅，就是健康的标志之一。"志意和"，就是精神活动正常。"寒温和"，就是人能适应外界寒温的环境，即人与自然要和谐。中医理解健康的本质，就是气血和，也就是气与血的和谐；形神和，也就是形与神的和谐；天人和，也就是人与自然的和谐。

西方医学对于健康也有定义和概念，1945 年就提出了健康的本质是精神、躯体和社会适应的完好状态，也有三个方面的含义：躯体的完好状态，就是没有病痛；精神的完好状态，就是人的精神心理活动正常；社会适应的完好状态，就是人与社会的和谐。

一个"和"字是反映了中国传统文化的哲学理念，具有更为深刻的哲学意义。古希腊的哲学家、医学家阿尔克迈翁讲："健康就是一种和谐的状态，是一些成对的相反因素之间的平衡。而疾病只不过是和谐造成破坏的表现，是一元素多于另一元素，或者一对元素多于另一对元素所致。"古希腊的哲学家跟《黄帝内经》基本上是同一个时代的，他们的观点与《黄帝内经》有异曲同工之妙。人体中有很多器官，有很多的矛盾因素所构成的结合体，这些器官之间，它们的功能不是各自为政的，应该和谐相处，这种和谐相处就是一种健康的标志和象征。古希腊的哲学家与《黄帝内经》医学家的观点是不谋而合的。

中医治病的总目标就是“致中和”。我们刚才讲，健康的标准是天人和、形神和、气血和，疾病就是由致病因素导致了天人不和、形神不和、气血不和。治病归根结底就是用中药、针灸、推拿以及各种治疗的方法，来恢复和谐的状态，可以用“致中和”这个儒家的观点来解读。

什么叫“致中和”？“致”就是达到，它是一个动词，“中”就是不偏不倚，“和”就是和谐状态，医生采取各种治疗手段，来达到“中和”的目标，就恢复了健康。

《中庸》说：“中也者，天下之大本也；和也者，天下之达道也。致中和，天地位焉，万物育焉。”大自然处于一种“中和”的状态，天地万物各在其位，才能生生化化，美美与共，天下大同。

中医治病的大法就是“和其不和”。中医治疗疾病的方法很多，归纳起来有八大方法——汗、吐、下、和、温、清、消、补，这是中医常规治疗的方法。其中“和”法，可以概括所有的方法。所以清代的医家程钟龄说：“一法（和法）之中八法备也；八法之中百法备也。”就是用“和”法来概括汗、吐、下等各种各样的方法，中医各种治疗的方法，说到底就是达到“致中和”。

明代医家张景岳《景岳全书》说：“和方之剂，和其不和者也。”治病的各种方剂，其真正的目的就是“和其不和”。人为什么会有疾病呢？因为人体各个方面的功能不和谐了，那么我们治疗的方法就是“和其不和”。他说：“兼虚者，补而和之；兼滞者，行而和之；兼寒者，温而和之；兼热者，凉而和之；和之为义广矣。亦犹土兼四气，其中补泻温凉之用，无所不及。务在调平元气，不失中和贵也。”治病的最终目的是达到“中和为贵”。我们学中医，不仅是学中医的技术和方法，也学一些富有哲理的理念。所以中医既是医学，也是文化，还是哲学。这就是中医学博大精深的道理。

4. 生命价值——“人者，天地之镇”

《黄帝内经》说：“天覆地载，万物悉备，莫贵于人。”天地万物中，最珍贵的莫过于人的生命，又说：“人者，天地之镇也。”人的生命是天地中最为珍贵的。唐代的孙思邈写的一本书《千金要方》，里面有一句很重要的话，叫“人命至重，有贵千金”，所以书名叫作《千金要方》。书中介绍了六千多个方子，都是用来救治生命的，有贵千金的重要方剂。

这些话实际上体现了中医学的人本思想,什么叫人本思想呢? 人本思想说到底就是"以人为本"的思想,是当今社会的最高价值观。人本思想的提出可以上溯到儒家的"仁者爱人,民为贵,君为轻,社稷次之"。儒家强调,"己所不欲,勿施于人",是其代表理念。这是中国传统思想文化中的精华,西方文艺复兴时期的启蒙运动把人本主义提高到空前的高度,这都说明人本思想是社会文明程度的标志,如今人本思想已经成为社会一种主流的价值取向。在中国,人本思想经历了两次大的演变,一次是由"人本"到"民本"的演变,另一次是由"民本"到"人本"的演变。

中医学的人本思想,是站在疾病与人这个角度去探索的,强调尊重人、关爱人、治病救人;而不是人性的善、恶,更不是人与人之间的管理与被管理的关系。我们是从医学的角度来强调中医学的人本思想的。

从患者与医生的关系说,以患者为主;从"病"与"人"的关系说,以人为主;从"邪"与"正"的关系说,以保护"正气"为主。这一理念贯穿于中医学医疗实践活动的始终。

中医学有这样一个观点,"药非正气不能运行",这句话来自《黄帝内经》的一位伟大的注家,即元代的滑寿。他说:"药非正气不能运行,针非正气不能驱使",什么意思呢? 实际上在医疗实践活动中,无论中药还是西药,无论针灸还是推拿,我们所采用的治疗措施都是通过人的正气才能发挥疗效,如果人的正气亏虚了,衰竭了,再妥当、再珍贵的治疗方案,也都不能发挥相应的疗效。用《黄帝内经》的话来讲,"病为本,工为标,标本不得,邪气不服""标本相得,邪气乃服"。医生的治疗措施是标,病人的正气是本,医工的治疗措施通过人体的元气才能发挥作用,治疗措施与元气两者相得,疾病才可能痊愈,如果不相得,再好的治疗措施也不能发挥相应的治疗效应。比如说一个恶性肿瘤患者,如果到了精气神非常衰竭的程度,无论是放疗、化疗、免疫疗法、靶向治疗等,都不能发挥相应的疗效。用西医的话讲,医生所有的治疗措施能否发挥治疗效应,还要看患者能不能顺应治疗。如果医工不相得,再好的治疗措施也是徒劳的。《黄帝内经》强调"药非正气不能运行",实际上是强调正气的重要性,也就是以人为本在治疗方案中的具体体现。

《黄帝内经》提出的另外一个理念就是"大毒治病,十去其六"。什么叫"大毒治病"呢？在《黄帝内经》看来，凡是治病的药都叫毒药，用药物的偏性来纠正病人得病以后的偏性。如果用副作用比较大的药物来治疗疾病的话，主张"十去其六"，就是十分里面去掉六分，便不要再往下治了。是不是不治了呢？不是的，接下来还有一句话，叫"谷肉果菜，食养尽之"，就是用有毒性、副作用的药物治病以后，十分里面去掉六分，还有几分，强调用食疗来调养、恢复病人的健康。这些理念也说明了保护正气、保护人体元气的重要性。

5. 珍爱生命——"人命至重，贵于千金"

中医学的生命观强调珍爱生命，这就是孙思邈所提出的"人命至重，贵于千金"。《黄帝内经》有"宝命全形"之说，"宝命"就是珍爱生命的意思，"全形"是保全形体。医乃仁术，治病救人就是履行"宝命全形"这个天职，也是敬畏生命的天道。作家周国平先生讲，人最宝贵的是生命和心灵，把生命照看好，把心灵安顿好，人生就圆满了。梁代的一位医学家杨泉说："夫医者，非仁爱之士，不可托也，非聪明理达，不可认也，非廉洁淳良，不可信也。"这是强调了医乃仁术，也就是说要当一个好的医生，一定要有仁爱之心。医学的技术、医学的根本，要托付给富有仁爱之心的医生，才能完成医疗的实践活动，否则就是不可以托、不可以信的。

元代的王好古在《此事难治》里面讲："盖医之为道，所以续斯人之命，而与天地生生之德不可一朝泯也。"天地是"生生之气"的，医生是"生生之德"的，这两者是相应的。医道是供天德的，是不可以泯灭的。清代的医家曹炳章讲："学不贯今古，识不通天人，才不近神仙，心不近佛者，断不可作医以误世。"他强调医心近佛，也就是说医为仁术，医生的本能应该像佛一样有善心，才能够胜任治病救人的工作。近代医家章次公先生讲，医生应该具有"儿女性情，英雄肝胆，神仙手眼，菩萨心肠"，他实际上是讲了"医乃仁术"的理念，也体现了"以人为本"的医学思想。

中医学养生的内涵充分体现了以人为本、生命至上、尊爱生命的精神。这与中国哲学是生命的哲学的基本精神一脉相承，也是中医药文化基本的核心价值观念。这种精神专注于生命的价值和对个体自由及尊严的尊重，并处处体现在医疗实践活动中人性化处理的方式。养生不仅是为了身心的健康，更主要的是养生也是一种文化，养生也是一种哲学，养生也是"以人为本"的具体体现。

中医学关于生命认知和理念的五个方面，归纳起来就是：人来到这个世上是不容易的，人生的意义究竟何在？生命的价值究竟何在？一位哲人曾经说过，人生的意义在于创造生命的意义，创造意义的人生才有意义。生命是一种自然现象，生命活动有其自然规律。我们应该顺应生命的自然规律，敬畏生命、珍爱生命、养护生命。

古代经典著作《孝经》中第一孝说"身体发肤、受之父母，不敢毁伤、孝之始也"，这句话告诉我们，珍爱生命、爱护身体是对父母最大的孝。从小到大，最关心我们身体的是谁？父母。他们对子女讲得最多的话是，身体要当心，不要太劳累。其他人关心你吗？没有这么关心，为什么？你的身体是你父母心头的肉，保护好自己的身体是《孝经》当中的第一孝。现在有个别学生，遇到一些事情或困难，动不动就跳楼，这是对父母最大的不孝。父母养你长大容易吗？培养你读到大学，你这样做，不仅不尊重自己的生命，最大的不尊重是不尊重你的父母，也不尊重教育你的老师、培养你的学校和国家。你个人的生命不只属于你自己，还属于父母、属于家庭、属于祖国、属于人民，所以任何人都不能轻易地放弃生命。

生命其实就是一个自然现象，如春夏秋冬一样，有其自然规律，健康长寿也有其自然规律。人不必刻意地去追求健康长寿，重要的是追求生命的价值和意义，如何最大限度地发挥生命的价值，实现自我发展和自我创造，这才是最重要的。

中医学的生命观脱胎于中国传统文化，所以要想深切地理解中医学的生命观，就离不开中国传统文化。中医学要走向世界，首先中国传统文化要走向世界，我们理解中医学的生命观，必须从它的根本，以中国传统文化对于生命的认知作为出发点，只有这样才能把握它的真谛。

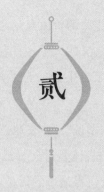

贰

传统文化视域下的情志养生

撰稿人介绍

李其忠，上海中医药大学终身教授，博士生导师，上海市名中医，海派中医传承人指导老师。曾任上海中医药大学基础医学院院长、学术委员会委员。主持完成科研课题多项。发表专业论文百余篇。出版学术著作十余部，其中作为主编之一的《中医藏象辨证论治学》《三国两晋南北朝医学总集》分获中华中医药学会学术著作奖一等奖、二等奖。曾获上海市"为人为学为师"重点宣传先进典型。先后指导硕士生、博士生、博士后计60余人。近年来致力于中医养生文化研究及中医养生科普创作，出版相关科普书籍十余部。获中华医学会科普分会及《大众医学》联合颁发的"医学科普突出贡献奖"。

清代医籍《医述》有言："人生如天地，和煦则春，惨郁则秋。"意为人生如同天地，人的情志和泰愉悦，则如春之万物生机勃发；情志惨淡忧郁，则如秋之草木萧瑟凋零。将人的情志状态的"和煦"与"惨郁"对生理功能乃至生命过程带来的影响，喻作春秋两季时令变化对自然万物的不同作用，既生动又贴切，且隐含着天人相应的深刻哲理，前贤强调"养生之要必先养神"，正可谓养生保健延年益寿的金科玉律。

现实生活表明，人类征服自然界的能力愈强，成果愈大，人类离自然界就愈远，人的自然本性丧失也就愈多。同样，个人从社会中得到的权利和保障愈多，个人受到社会的约束和限制也就愈多。这便是人类面对的一个无法避免的矛盾。这种人类创造活动中事与愿违的现象，在哲学上被称为"异化"现象。

当今都市生活中，心理健康方面的"异化"现象尤为突出。都市工作岗位多，薪水待遇高，但有多少人因竞争激烈、择业艰难而忧郁焦虑；都市居住环境好，配套设施全，但有多少人因房价过高、购房无望而心灰意冷；都市教育资源丰沛，教育条件优厚，但有多少人因望子成才、过于急迫而忧心忡忡；都市餐饮丰富信息发达，但有多少人因沉溺酒色、迷恋网络而身心受损；都市生活奢华，但有多少人因行必有车、食必珍馐而"三高"迭起。凡此种种表明，都市生活中人与自然、人与社会的异化程度的严重性。

一、中国传统医学中的情志理论

（一）五志七情

五志，泛指情志，包括人的情感、情绪等，是人的心理活动，亦属于中医理论中的"神"的范畴。明代医家张介宾说："分言之，则阳神曰魂，阴神曰魄，以及意志思虑之类,皆神也。合言之,则神藏于心,而凡情志之属,唯心所统,是为吾身之全神也"(《类经·脏象类》)。说明各种情志均与心神有关,为心神所统。

对于情志的分类,中医学有"五志说"与"七情说"之分。"五志说"认为,人的情志有五,即喜、怒、思、忧、恐,故又称"五志"。根据五志与五行、五脏的亲和性的不同,把五志分属于五脏。"心,在志为喜;肝,在志为怒;脾,在志为思;肺,在志为忧;肾,在志为恐"(《素问·阴阳应象大论》)。"七情说"认为,人的情志有七,即喜、怒、忧、思、悲、恐、惊,故称七情。七情之中,悲与忧,情感相似,可以相合;惊之与恐,两者相近,亦可合一。如是"七情说"与"五志说"即无大异。

喜、怒、思、忧、恐是人们对外界信息所引发的情志变化,是整个精神活动的重要组成部分。情志活动通过五脏的生理功能而表现出来,故中医理论中五志分别归属于五脏。

喜为心之志(心,在志为喜):喜,是五志、七情中唯一的属于良性的情绪反映。适度的喜乐,能使血气调和,营卫通利,心情舒畅,有益于心身健康。《素问·举痛论》所说的:"喜则气和志达,营卫通利",即是此意。但过度的喜乐,则可损伤心神,即所谓过喜伤心,以致心气涣散,乐极生悲。反之,若心神亢奋,心火亢盛,亦可出现喜笑不休的病态。

怒为肝之志(肝,在志为怒):怒是人在情绪激动时的一种情志变化。一般说来,当怒则怒,怒而有度,尚不为害。若怒而无节,则对于机体的生理活动是一种不良刺激,可使气血逆乱,有害身体。肝为刚脏,其气易动易升。盛怒之时,每致肝气勃发甚则气血并走于上,出现面红目赤、头胀头痛诸症。故怒为肝志,大怒极易伤肝。反之,肝火上炎,肝阳偏亢,也易致情绪急躁,稍有刺激,便易发怒。

思为脾之志(脾,在志为思):思,即思考、思虑,是人的精神意识思维活动的一种状态。正常的思考,对机体的生理活动并无不良影响。但若思虑过度,或所思不遂,就有可能不利于心身健康。脾气健旺,化源充足,气血旺盛,则思维敏捷,久思不疲。脾虚则不耐思虑。而思虑太过,可使脾气壅滞,运化失司,初则饭茶不香,脘腹胀闷,久则易致面色萎黄,头目眩晕,心悸健忘等心脾两虚之证。

忧为肺之志(肺,在志为忧):忧愁为非良性刺激的情志活动,尤其是在过度忧伤的情况下,颇易损伤机体正常的生理活动。中医学认为"悲则气消"。悲忧对人体的影响,主要是损耗人体之气。因肺主气,故悲忧过度易于伤肺。在肺气虚弱时,机体对外来不良刺激的耐受能力下降,容易产生忧愁悲伤的情志变化。可见,肺虚与悲忧之间,存在着互为因果、恶性循环的关系。

恐为肾之志(肾,在志为恐):恐,即恐惧、恐吓,是人对事物惧怕、胆怯时的一种精神状态。恐惧过度,易使肾气不固,气泄于下。如小儿经受恐惧,可致尿床;青年男子突受恐吓,可致遗泄;怀孕女子遭受恐慌,可致流产。上述病证,在中医临床辨证多属肾气下泄之例。所谓"恐惧伤肾""恐则气下",即是此意。

七情,是指人体喜、怒、忧、思、悲、恐、惊七种情志变化,也即人的七种情感。情,是情感和情绪,是人的生理本能。凡满足人体需要的事物,会引起肯定性质的情绪,以喜概括之;凡不能满足人体需要的事物,或与人的需要相违背的事物,会引起否定性质的情绪,如愤怒、哀怨、痛苦、失望、憎恨、凄怆等,则分别概括为怒、忧、悲、恐、惊等。七情大致可概括人类的基本情感。其中思是指人的思维活动,是思考、思虑之意,似乎并非指一种情绪。

七情与五脏有密切关系,由五脏精气所化生,《素问·天元纪大论》说:"人有五脏化五气,以生喜怒思忧恐"。根据七情和五行、五脏的相对配属,把喜、怒、思、忧、恐分属心、肝、脾、肺、肾五脏。七情具有两重性,是机体对外界刺激的情志应答反应,适度的反应,为人之常性,属生理范畴;然而在突然的、剧烈的或过久的情志刺激下,超过了人体的自我调节能力,则可导致机体气机紊乱、脏腑损伤、阴阳失调而致病。七情致病,病从内生,是内伤疾病的主要致病因素之一,故称内伤七情。

内伤七情与外感六淫不同,六淫致病是六淫外邪从皮肤或口鼻而入,由表入里,发病初期常有表证。内伤七情是以外界刺激引起情志异常为主因,作用于脏腑,导致脏腑阴阳气血失调而发病。七情内伤的形成,需要有一定外部的不良刺激。当刺激的强度及时间,超过了人体心理承受和调节能力时,才能形成七情内伤,而心理承受能力又因人而异。

外界不良刺激有许多方面,如社会环境、个人地位、经济状况、家庭境遇、工作条件、生活遭遇、人际关系等不遂意愿均可成为外界不良刺激,产生各种不良情绪,导致身心受伤。有因利益受挫或名誉受损,而过怒暴怒致病;有因个人欲望获意外满足,而喜笑若狂致病;有因家境变故或亲人意外,而过于忧悲致病;有因工作不顺或和家属不和,而思虑过度致病;有因遇险临危或迷畏鬼神,而极度惊恐致病。所有七情内伤的病证,多以情志异常为主因。

心理承受和调节能力,与个体脏腑气血阴阳、心理特征、人体禀质等密切相关。七情是脏腑气血阴阳功能活动在精神情志方面的外在表现,而脏腑气血阴阳失调,又可产生异常的情志变化。如《灵枢·本神》说:"肝气虚则恐,实则怒""心气虚则悲,实则笑不休。"《素问·调经论》说:"血有余则怒,不足则恐。"在临床上,肝气郁结的病人常表现为抑郁不乐,而肝郁化火者,则常表现心烦易怒。所以,脏腑气血阴阳功能失调,可影响人体的心理承受和调节能力,出现情志疾病。

心理特征及人体禀质与情志致病也有一定的关系。性格开朗,形体壮实的勇者,对外界刺激因素的承受和调节能力较强,不易发生情志异常而生病;性格内向,禀质羸弱的怯者,对外界刺激因素的承受和调节能力较差,易发生情志异常而生病。

人生在世,无论境遇如何,难免有挫折、不幸,难免有烦恼、怨恨,若欲事事称心如意,时时开心惬意,是不现实的,不可能的。只有不断提高自身的心理承受能力,做到乐观、开朗、豁达、淡泊,方可有效避免或减轻情志疾病。三国时期名贤嵇康持有养生高论:"修性以保神,安心以全身,爱憎不栖于情,忧喜不留于意,泊然无感,而体气和平。"

(二)内伤情志

内伤情志致病的特点概括起来主要有以下三个方面。

1. 损伤内脏,心为主导

情志内伤多可直接伤及内脏,不同的情志刺激所伤的脏器有所不同。《素问·阴阳应象大论》说"怒伤肝""喜伤心""思伤脾""忧伤肺""恐伤肾"。

怒伤肝:是指过度恚怒,引起肝气上逆、肝阳上亢或肝火上炎,且易耗伤肝的阴血。《素问·本病论》说:"人或恚怒,气逆上而不下,即伤肝也。"

喜伤心:是指过喜使心气涣散,神不守舍。心藏神,过喜、暴喜则心神散荡不藏,为笑不休,为气不收,甚则为狂。《儒林外史》中"范进中举"的故事众所周知,可谓"喜伤心"的文学典型。

忧（悲）伤肺：是指过度忧伤悲哀，可以耗伤肺气。《医醇剩义·劳伤》说："悲则气逆，膹郁不舒，积久伤肺。"《红楼梦》中林黛玉常年忧伤悲切，终酿肺疾，成为忧伤肺的典型代表。

恐伤肾：是指恐惧过度，可致幼儿遗尿、男子遗精、孕妇流产等肾气下泄诸症。《素问·举痛论》说："恐则精却。"《灵枢·本神》说："恐惧而不解则伤精，精伤则骨酸痿厥，精时自下。"

思伤脾：是指思虑过度，可致中焦气滞，脾失健运。临床可见纳呆、腹胀、肠鸣、泄泻等症。《望诊遵经·变色望法相参》说："思则气结于脾。"思虑过度而致茶饭不香，胸腹满闷的经历几乎每个人都有过。

惊伤心：是指大惊可以伤心神。若因事而受大惊，或闻及虚响，或登高涉险，惊吓心神，遂致惊悸不已，甚则心无所倚，神无所归，虑无所定，手足无措。

心为主导：情志伤对脏腑虽有一定的对应性，但不能机械地套排。因为人体是一个有机的整体，情志活动复杂多变，但总统于心。心为五脏六腑之大主，神之所舍，心在人体的精神情志活动中起着主宰作用，因而情志内伤，亦多以心为主导。明代医家张介宾在《类经》中说："情志之伤，虽五脏各有所属，然求其所由，则无不从心而发。"《灵枢·口问》说："心者，五脏六腑之主也……故悲哀愁忧则心动，心动则五脏六腑皆摇。"这里明确指出了各种情志刺激都与心有关，心神受损可涉及其他脏腑。

情志所伤的临床病证，每以心、肝、脾三脏为多见。因心主血藏神，肝藏血主疏泄，与外界各种信息刺激的接受反应和调节有密切关系。脾主运化，主思，位于中焦，是气机升降的枢纽，气血生化之源。所以，情志伤的病证以心、肝、脾三脏为多见。

2. 为病众多，气病为先

情志所伤，多以气病为先。此言气病，是指七情内伤最易导致脏腑气机逆乱的病理变化。《素问·举痛论》说"怒则气上""喜则气缓""悲则气消""恐则气下""惊则气乱""思则气结"。《三因极一病证方论》说："喜伤心，其气散；怒伤肝，其气出；忧伤肺，其气聚；思伤脾，其气结；悲伤心包，其气急；恐伤肾，其气怯；惊伤胆，其气乱。虽七诊自殊，无逾于气。"七情内伤，首先影响脏腑气机，使气机升降出入运动失常。

怒则气上:是指大怒,导致肝气上逆,血随气逆,并走于上的表现。临床轻则面红目赤,烦躁失眠;重则血不能藏,出现呕血、咯血,甚至突然跌仆,不省人事等症状。怒则气上,亦可因肝气横逆,犯及脾胃,出现肝脾不调、肝胃不和等证;肝郁化火,气火上逆,又可导致肝火犯肺等病理表现。

喜则气缓:包括缓和紧张情绪和致使心气涣散两个方面。正常状态下,喜能使气和志达,荣卫通利。但若暴喜,又可使心气涣散,出现精神不集中,甚则神不守舍,失神狂乱等症状。《灵枢·本神》说:"喜乐者,神惮散而不藏。"

悲则气消:是指过度悲忧,使肺气抑郁,意志消沉,肺气耗伤等表现。《素问·举痛论》说:"悲则心系急,肺布叶举,而上焦不通,营卫不散,热气在中,故气消矣。"临床见心情沉重、闷闷不乐、精神不振、胸闷、气短、神疲乏力等症状。

恐则气下:是指恐惧过度,可致气趋于下的表现,临床见面色苍白、头昏,甚则昏厥等症状,亦可使肾气下陷不固,出现二便失禁,或男子遗精早泄,孕妇流产等症状;恐伤肾精,还可见骨酸痿厥等症。

惊则气乱:是指突然受惊,使心气紊乱,以致心无所倚、神无所归、虑无所定、惊慌失措、心悸心慌等表现。惊之为病最易伤及心气、心神。

思则气结:是指思虑劳神过度,导致气机郁结、伤神损脾的表现。临床见纳呆、脘腹胀满、便溏、心悸、失眠、健忘等症状。思虑劳神太过,不但可使脾胃气机结滞,还可暗耗心血,遂成"心脾两虚"之证。

不同的情志刺激,均有其自身的致病特点,这虽是不争的事实,然而同样遭遇情志刺激,是否导致疾病发生,致病后是否容易康复等,则与个人因素密切相关。情志活动是个体对客观世界的一种特殊反应形式,是对环境中的诸多因素是否符合自身主观需要的一类体验。这类体验的产生与否及其性质、强度等的差异,在很大程度上与个体的素质特点及个人经历等有关。因此,情志因素导致的疾病也就打上了个体禀质特征的一些烙印。

若以较广的含义理解个体禀质问题,可将其视作涉及心身两大方面比较稳定的基本特性,其中包括体形体质、气质素养、性格脾气等。而所有这些,又与先天禀赋、自身经历、文化背景等有关。祖国医学古今文献中对此有着深入的探索和生动的描述,值得继承发掘。

3. 情志波动，加重病情

临床上有许多疾病，在患者有剧烈情志波动时，往往会使病情加重，或急剧恶化。如有高血压病史的患者，若遇恼怒，可使阳升无制，血气上逆，发生突然昏仆，或半身不遂，口眼歪斜等症；心脏病患者，也可因突然剧烈情志波动，出现心绞痛、心肌梗死，病情迅速恶化，甚至猝然死亡。另如有神经官能症易失眠的患者，情志波动时则失眠加重等。

（三）现代研究

内伤七情概念的研究：基于发生学的研究方法，有学者提出情志是由物质存在和动态演化所构成，并试用性、情、欲的轴心动态演化规律来论述七情的生理病理。也有学者结合现代心理学的认识，认为情志是一种内心体验，是在外界刺激因素作用下，五脏精气发生变动而产生的具有某种倾向性的态度表现，是通过心神的感应，在多种因素影响下产生的[1]。有专家撰文认为，情志是七情学说的核心概念，是中医学对现代意义上情绪的特有称谓，它蕴含现代情绪理论所认识的主要内容。它是由内外环境刺激引起的涉及心理、生理两大系统的复杂反应[2]。有人认为七情的理论特征体现于以下几方面：一是情志的心神统一性，二是七情的双重性，三是七情的相对性，四是七情的模糊性，五是七情的聚合性[3]。

内伤情志致病特点的研究：近有学者指出七情致病还具有以下特点，一是不等性，二是无序性，三是诱发性，四是广泛性，五是易郁性，六是互通性，七是可制性。另有学者认为七情致病的病机特点有两极性、反复性、兼挟性以及交错性。同时，对七情疾病构成率的研究表明：通过对古代具有权威性的几部医著近万例病案的初步计量研究，结果表明：一是古代七情疾病发生率为7.9%；二是七情病因的各自发生率依次为怒、思、忧、恐、惊、喜，其中怒最多，占50.3%；三是女性的七情病成倍地多于男性，在古代男女就诊率为1∶3[4]。

1 　金光亮.论情志与情志病因[J].中国医药学报,1997,12(3):9.

2 　乔明琦,韩秀琴.情志概念与可能的定义[J].山东中医药大学学报,1997,21(4):258.

3 　王忠云.试谈"七情"理论特征[J].医学与哲学,1990,(6):39.

4 　李其忠.中医基础理论研究[M].上海:上海中医药大学出版社,2002,12.

内伤七情致病条件的研究：体质因素在情志发病中的意义颇为重要。体质因素的强弱与人体是否易感疾病有关，七情发生后是否致病，首先取决于心理耐受力的大小，而心理的耐受性又与体质状态有关。有人具体分析情志致病的条件是情志刺激的性质、强度和作用持续时间，惊恐致病最速，忧思发病较慢。发病不同与个体反应差异（性别、年龄、体质、性格、勇怯等）以及家庭、社会条件的差异有关。有人提出情志失常的原因有两方面：外界强烈的刺激因素，包括政治、经济、工作、家庭社会关系等；机体内部因素，包括嗜欲无穷、意志脆弱、性格怯懦、阴阳偏盛、脏腑虚实等[1]。

内伤情志内在病机的研究：情志异常可导致体内气机升降失调，脏腑功能紊乱，阴阳平衡破坏，导致正气虚弱，邪气入侵而致病。正气在情志病变中占有主导地位，是病变的内在根据。精神刺激是否过强、过度而成为病因致病，是因人而异的，这主要取决于个体对外界精神刺激的应激抗御能力和自我调节程度的差异，这种差异称为"情志致病阈"。"阈值"的水平不仅反映了个体对情志变化的生理调节范围，同时也是衡量精神刺激强度及其是否致病的标准。七情病变的病位在脑，情志病变的病理是以大脑内环境的功能紊乱为主的脏腑功能失调。有人认为情志致病的基本病理变化与主要病机在于气机紊乱、痰饮、瘀血以及化火伤阴。从中西医结合的角度看待情志病理，情志与内脏息息相关，情志不和，引起神经功能紊乱，脏腑功能失调，内分泌失常及免疫功能下降，影响垂体、性腺、甲状腺的功能。

二、中华传统文化视域下的情志养生

1. 遵《论语》"君子三戒"之训以修身正心

《论语》是一部记录孔子与弟子言行的儒家重要典籍，其以语录体为主，叙事体为辅，集中体现了孔子的政治主张、伦理思想、道德观念及教育原则等，其中也不乏论及身心发展与情志摄养方面的内容。比如"君子三戒"的教诲，对身处 21 世纪的现代人，依然有着现实的警示作用。

1　邢玉瑞. 情志病因概念研究［J］. 中华中医药杂志，2015，30（08）：2732 – 2733.

孔子曰:"君子有三戒:少之时,血气未定,戒之在色;及其壮也,血气方刚,戒之在斗;及其老也,血气既衰,戒之在得。"(《论语·季氏第十六》)

孔子指出君子有三种应该避忌的情况:少年时血气尚未充盛,应该避忌对女色的迷恋;中年时血气最为旺盛,应该避忌争强好斗;老年时血气趋于衰退,应该避忌过于贪得。

两千年前的"君子三戒"之论,对当下浮躁社会依然是需要长鸣的警钟。

"君子三戒",是孔子根据常人的生理心理的自然规律结合社会经验总结得来。戒之在色、戒之在斗、戒之在得,放在当下社会背景中解读,不仅具有字面上的意义,更具有深层次的养生内涵。当下社会,人心不古,人们经常处于过度紧张和亢奋的状态之中,这无疑是在燃烧生命,有损健康。孔子"三戒"之论,引申而言,戒之在色的"色",不仅仅指女色,更可延伸为声色犬马,包括当今花花世界对年轻人的各种诱惑和刺激;戒之在斗的"斗",不仅仅指争斗,更有逞强好胜、与他人攀比之意;戒之在得的"得",不仅仅指贪恋钱财,更包括名誉、地位等非物质层面的内容。

"少之时,戒之在色"

小琴是一个出身于南方都市富裕家庭的高中女生,生活中与同学、父母关系较为疏远,唯一的嗜好就是喜欢养猫。一年前,未与家长商量,高价购买一只英短猫,取名"毛毛",遂将全部情感倾注于这只猫咪身上,将其视作"闺蜜",日常相处中以猫咪的"姐姐"自居。放学回家后,几乎把所有时间均花费在猫咪身上,无休止地与猫咪搭话而乐此不疲。英短猫比较娇贵,要养好它,不仅需要花费时间精力,还需要不菲的经济支出。为此,无心读书,成绩日下,小琴的性格越发怪异,与父母的关系也越发紧张,以致母女反目,险酿悲剧。

湖北一位16岁女孩,因为迷恋网络游戏,不仅暂停学业,而且两年没有洗澡。原本开朗活泼的她,变得易怒暴躁。只因母亲说了一句"再不出门就拔网线",女孩竟用锤子把房门钉死,父亲只得强行打开房门。令母亲心痛的是,女儿脖子全变黑了,右脚趾甲流脓水。女孩被父母送医后诊断为因沉溺于网络游戏而触发的"青春期精神障碍"。

沉溺声色犬马,大伤少年气血。

少年之时,血气未定,自我控制能力较弱。在这样的身心状态下,一旦受到外界强烈的刺激和诱惑,往往难以抵抗,容易沉溺其中,不能自拔。

"少之时,戒之在色",说明"色"对于青少年的影响,这种影响甚至会波及其成年后的整个人生。"色",在当下社会,对青少年来说,既包含色情内容的图片、视频,还包括迷恋宠物、网络游戏、狂欢派对等极度刺激、过度沉迷的行为。

上述实例中,高中女生将学业置于脑后,过度迷恋宠物,湖北女孩沉溺于网络游戏,隔绝外界社会,这种行为对青少年的身心健康极为不利。

少年时为追求刺激而沉溺于此,对身心健康有莫大损害。中医理论认为,人的肾气与"志"(自制力)相关。只有少年时心身得以正常发展,成年后其志向方能远大,才有可能成就大事。而少年时沉溺声色,伤其肾气,成年后自制力弱,非但难成大业,甚至还会做出危害家庭、危害社会的举动,比如成年男子沉溺赌博,输光家产,导致妻离子散,瘾君子为筹钱买毒品,专事偷窃、抢劫等犯罪行为者,往往与少年时的放荡成性有关。

立志发奋学习,不断充实自己。

"戒之在色"还应从小树立远大志向,培养良好的学习、生活习惯开始。少年时应以学习为重,如此成年后方能在社会上立足。孔子说:"少而不学,长无能也。"年少之时不好好学习,长大后就没有知识技能,何以成家立业,立足社会。《论语》又说"古之学者为己,今之学者为人"。这里的"学者为己"是说,努力学习是为了充实自我,完善自我,掌握真实本领,而绝不可"学者为人",即学习仅仅为了获取可在他人面前炫耀的文凭、证书、奖状等。

"及其壮也,戒之在斗"

七年前,54岁的创新工场CEO李开复推出新书《向死而生》,在书中,他将自己从2013年9月得知罹患淋巴癌以来的心路历程和人生思考与读者分享。曾经的他认为睡眠是浪费时间,凌晨3点起来给员工回e-mail,证明他工作多努力;直到生病以后,才深深体会到,失去了健康,什么都没有了。"以前我总鼓励年轻人去追求,但现在不一样了,健康、亲情、爱才是永恒。牺牲健康去换取所谓的成功,这实在是得不偿失的荒唐事!"

近期,股市在暴涨过后大跌,40岁的股民陈先生,现在已经不敢和妻子提股票的事。自从妻子得知他满仓持股后,每当股票下跌,夫妻间就会爆发争吵。妻子曾经劝他"割肉止损",但他不肯,自以为时间长了总会回到高位,没想到现在股票账户跌到只剩下了个零头。为提振一下精神,陈先生提议去餐馆吃顿好的,可妻子一句话就把他怼了回去:"股票都亏成这个样子,还想着吃大鱼大肉,你就自己在家熬点粥喝得了!"

逞强攀比,害己害人。

54岁的CEO李开复与40岁的股民陈先生,都还正值壮年,他们在人生中,都或多或少地犯了一个错误:就是"斗",这里的"斗"更多的是指逞强好胜、与人攀比。

人值壮年,血气方刚,在事业上取得了一些成绩,拥有了一定人生阅历,而体力精力还算充足。他们既有收获,还可付出,因此,特别想再有所突破。其实,壮年之时恰是在老年之前,人的体力、精力已经不及青年时,开始走下坡路了。如果还像李开复原来那样,半夜爬起来给员工回复电子邮件,与年轻人比谁工作更努力,那就是过分恃强逞能,必然会对身体造成极大的伤害。其实,熬夜工作对任何年龄段的人来说都是不可取的,更何况是壮年之人,其付出的代价比起年轻时来说要大得多。

"斗"还表现为一种攀比的心态。股市见涨时,有些人眼见身边亲友同事大赚后购车买房,便分外眼红,倾其家产投入股市,也想"搏"进一套房子。正是由于这种攀比、赌博的心态,忘记了风险意识,结果让不少人在如今股价大跌后损失惨重,有些夫妻因此反目,甚至家庭破裂。

中庸处事,凡事留余地。

当今社会普遍存在着浮躁的心态,到处都在宣扬竞争比拼和自我展现,要想戒"斗",确实很难。《论语》中讲求的"中庸"之道,或许是当下实施"戒斗"的良策。"中庸"是孔子和儒学提倡的一种伦理思想,是一种人生和道德的最高境界。中庸属于实践性很强的德性,它不是非黑即白,走极端,而是走在中间地带,掌握平和法则,行事之前有充分准备,对事、对人、对己都留有余地,不拼死拼活,也不倾我所有。这种修炼,需要自身的长期积累,正所谓厚积而薄发,这就要求我们树立明确的人生(职业)定位,有所为而有所不为,认定的方向坚持走下去。如此,我们的人生才会变得从容不迫。

"及其老也，戒之在得"

王教授72岁。不少同龄教授，在此年龄早已退居二线，在家含饴弄孙，颐养天年。而他依然在大学任职，活跃在教研第一线，除亲自带研究生外，自己还在做课题项目。早在15年前，他就被确诊为高血压病，一直通过吃药控制血压。5年前又被发现患了糖尿病。王教授为了申请国家基金项目，在最近半个月里连续熬夜修改和准备材料。结果有一天，突然头痛剧烈，送医院后发现居然是出血性脑卒中（脑溢血），幸亏得到及时手术治疗，总算保住了性命，但也丧失了生活自理能力，只能瘫痪在床。

名利地位，老人切勿贪得。

当人进入老年之后，血气既衰，体力和精力都远不如青壮年时。而且，此时人体由于衰老，往往已有慢性疾病缠身。因此，在这一人生阶段，关注自身健康才是头等大事。而老年人如果患得患失，过分追求身外之物，则必然会使情绪波动，体力透支，使原有疾病加重。孔子早在两千多年前便提出了"及其老也，血气既衰，戒之在得"的忠告。

这里的"得"，不仅仅指物质财富，还包括名誉、地位、荣耀等。王教授的发病，可能是因为过分看重国家基金项目所带来的名誉所致。而他在本该颐养天年之时，不顾自身多病的身体，仍然像青壮年时一样带学生，做课题，这或许是因过于在乎自己的学术地位。老年人即便想老有所为，发挥余热，继续追求事业的发展，也应量力而行，适可而止。

长者应把学识经验、人生感悟传授给年轻人。

其实，老年人之所以在意"得"，是因为怕"失"，怕自己失去价值感，而产生无用感，这也是通常人们所说的"退休综合征"。所以，当迈入老年之后，应该调整心态，不再把自身价值的实现放在名利、物质等身外之物上，而是应从精神层面上实现自我价值。孔子说："老而不教，死无思也。"作为长者此时虽然不再有年轻时的体力和精力，但拥有丰富的阅历和经验。此时，可以通过著书或口述等形式，把人生感悟、学术经验等传授给年轻人，让后辈们可以继续传承。如此，长者的经验才能在代代相传中体现其应有的价值，而为后人所铭记。

人生历程之中，不同的生理阶段，有着不同的个性特点和喜好选择，若能深切领悟《论语》"三戒"之理,不迷恋声色犬马,不与人争强好斗,不贪图非分之得,遇事拿得起放得下,定可避免诸多烦恼,如此而有助于心神安宁、形神康健。

2. 悟《庄子》"鼓盆而歌"之理以无为静心

庄子为道家学派的主要代表性人物,系老子的继承者。后世将庄子与老子并称为"老庄"。《庄子》一书中有不少养生之论,并载有《养生主》专篇,强调崇尚自然,教人乐生、贵生、养生。其中很重要的一点就是情志摄养,通俗地说,就是将心态调整好,如此才有可能益寿延年。兹节取《庄子》中著名的故事"妻死鼓盆而歌",与诸君一起分享庄子的心理健康的秘诀。

《庄子·至乐》云:"庄子妻死,惠子吊之,庄子则方箕踞鼓盆而歌。惠子曰:与人居,长子老身,死不哭亦足矣,又鼓盆而歌,不亦甚乎! 庄子曰:不然。是其始死也,我独何能无概! 然察其始而本无生,非徒无生也而本无形,非徒无形而本无气。杂乎芒芴之间,变而有气,气变而有形,形变而有生,今又变而之死,是相与为春秋冬夏四时行也。"

原文的大意是:庄子的妻子去世,惠子前去吊唁,却见庄子两腿叉开,像簸箕一样端坐在地,敲着瓦盆在唱歌,于是问:"你与死去的妻子生活这一辈子,生儿育女,现在她衰老而死,你不哭也就罢了,还要敲盆而歌,是不是太过分了?"庄子说:"不是这样的。她刚去世的时候,我岂会不悲伤呢? 然而仔细想想,她一开始也是没有生命的,连形体、气息都没有。在一片混沌中,依次有了气息、形体、生命,如今又变化了,所以她死了。这种过程就好比四季轮转,都是自然的变化罢了。这有什么好悲伤的呢?"

生死是自然循环变化的过程。

生命轮转,生生不息。在庄子看来,妻子原来并不存在,是在混沌之中渐渐气聚,然后才有了形体和生命,如今妻子死了,不过是再次回到初始状态,这是一个自然循环变化的过程。当然,不是每一个人都能像庄子这样,尤其是中老年人,对生老病死更是极为敏感,由此带来的感伤情绪,对身心健康都会带来不利影响。但庄子告诉我们,因生死而致的悲伤虽不能完全摆脱,但如果以一种通达的心态来看待,或许就能应时而处顺,呵护我们的情志。

活到多少岁,其实是个伪命题。

东方智慧强调天人合一,人应合天道。而所谓天道,即是自然规律。虽然庄子"气-形-生命"的观点不一定能让所有人信服,但其中暗指的生命活动依循自然规律的理念,与现代科学却是相一致的。既然是规律,就无法依照人的意志而转移,那么不妨坦然面对。

很多老年朋友喜欢给自己定下一个目标:我要活到多少岁!其实这是一个伪命题。人人都想长寿,但凡事顺势而为,不可过于执着。否则就成了执念,反伤自身。试想一下,如果喝口水、吃块肉都要费神深究其对健康的利害得失,过于关注自身身体,长期处以精神紧张状态,情志不得舒展,体检指标一旦超出正常值更是焦虑,长此以往怎能健康安泰呢?《黄帝内经》说:"恬淡虚无,真气从之,精神内守,病安从来?"

另一方面,生活质量的意义要远远高于生命长度。一味追求长度,既不符合生命活动的自然规律,也会造成对医疗公共资源无谓的耗费。所以活到几岁,大可顺其自然,摄养情志,听天由命,潇洒开心,才能真正达到益寿延年。养生重在养心,庄子所倡"无为"就是"无违""无欲""善为",如此自然可以"无不为"。

从年轻时代走来,享受金色晚年。

我们国家,特别是大城市里的老年人退休后,大多有退休工资和医疗保险,公共卫生资源较丰富,得以无忧无虑地享受退休后几十年的安逸生活。正所谓:老年虽是生命的黄昏,但依然可以如夕阳般美好。老年人可以骄傲地宣告"我也年轻过",和晚辈分享自己的人生故事和体悟。老年朋友,既可以放开自我,健身娱乐,学琴练字,也可量力而行,继续服务社会,发挥余热。相信晚年生活也会是整个生命历程中特别值得珍视的金色乐章。

《庄子·刻意篇》又说:"纯粹而不杂,静一而不变,淡而无为,动以天行,此养神之道也。"意思是说,人之心性纯净精粹而不混杂,宁静专一而不嬗变,恬淡少欲,无为而为,行为举动能、顺应自然,这才是养神的道理。

《庄子》之论,强调养神之道在于心性纯粹,宁静专一,恬淡少欲,所作所为,所思所想,均若天地万物的变化出于自然而不可强为。为说明此理,《庄子》还曾用水之性做比喻:"水之性,不杂则清,莫动则平,郁闭而不留,亦不能清,天德之象也。"

意思是说,水的本性不混杂就清澈,不搅动就平静,闭塞而不流通也不能澄清,这是自然现象、自然规律。

3. 从《黄帝内经》领悟情志养生之正道

《黄帝内经》是我国现存最早的一部以论述医学为主的百科全书,是奠定中国传统医学基础的旷世巨著。该书包括现行通读本《素问》和《灵枢》两部分,共 18 卷,计 162 篇。《黄帝内经》的成书年代,一般认为,从春秋战国开始,可能延至汉代完成,可见其非一时一人之作,而是由众多医家学者历经修纂而成。

《黄帝内经》有"志闲而少欲,心安而不惧"之论,是强调养生延年以修心凝神为重,通过主动地修德、调志、节欲等多种途径,保全精神健康,达到形神合一的养生目的。

修德以怡神。注重修德之人,行事光明磊落,性格豁达开朗,如此则情志怡然安宁,气血和调,脏腑功能平稳,形与神俱,可得天年。"大德必得其寿"(《礼记·中庸》)。

调志以摄神。人的情志活动是对外界刺激的反映,所表现出的喜怒哀乐本属正常现象。通过主动地控制和调节情志活动,避免产生影响健康的不良情志,可达到宁心摄神、健康长寿的目的。

节欲以安神。人生在世,孰能无欲。人之欲望,永无满足,这是普通的心理状态。要养生保健,就必须节制欲望,诚能做到"志闲而少欲,心安而不惧",可谓养生修心之高人矣。

且看《黄帝内经》有关情志养生的原文:《素问·上古天真论》云:"是以志闲而少欲,心安而不惧,形劳而不倦,气从以顺,各从其欲,皆得所愿。"原文是说,懂得养生之道的人,能够清静逸志而无多贪求,心神安定而处事不惊,形体作劳而量力而行,气机顺畅,随安而乐,所食所穿,随俗而安,如此而皆得所愿。

节欲以安神,心安以气顺,淡泊名利,知足常乐。若能做到志闲少欲,心安不惧,形劳不倦,随所而安,则病安从来?尽受天年,亦即是自然之事了。

若众人均能"各从其欲,皆得所愿",不仅有助于群体养生保健,也有利于社会安泰和谐。但愿这番和泰的社会景象早日来临。

《素问·阴阳应象大论》云:"是以圣人为无为之事,乐恬淡之能,从欲快志于虚无之守,故寿命无穷,与天地终,此圣人之治身也。"原文是说,明达事理、通晓养生的人,做事要顺乎自然而不能强为,以情志清静淡泊为最大的快乐,在宁静少欲的环境之中,寻求最大的幸福。如此就能活到上苍赋予的自然寿命,这才是通明之士的养生之道。

"无为"是老庄之学的核心之一。然而,历来人们对其见仁见智,多存歧义,其中不乏误解、曲解,如有将其理解为无所作为、无所事事。这种理解,割裂了"无为"和"无不为"的联系,显然有悖老庄原意。老庄所说之"无为",虽有绝圣弃智、柔弱处下之义,但其中所强调的在天地自然之"道"面前切不可过于"有为"的观点,也蕴含着道法自然、顺应势态、以柔克刚的含义,且天人相应、俭啬寡欲、致虚守静等老庄之论对养生延年具有重要影响。

《灵枢·本神》云:"喜乐者,神惮散而不藏;愁忧者,气闭塞而不行;盛怒者,迷惑而不治;恐惧者,神荡惮而不收。"原文是说,喜乐过度,就会致喜极气散而精神不能收敛;愁忧过度,就会使气机闭塞而不能流畅;郁怒过度,就会使人神色迷惑而失去常态;恐惧过度,就会由于精神动荡而精气不能收敛。

喜怒哀乐,虽为人之常情,是机体对外界刺激的情志反应。但若这种反应过于激烈,过于长久,多可伤及脏腑,阻碍气血,令人致病。有时这种情绪剧烈波动,虽然是短时间的、一过性的,但其对身心的伤害却需要长时间治疗与调养方可复原。

《素问·上古天真论》云:"其知道者,法于阴阳,和于术数,食饮有节,起居有常,不妄作劳,故能形与神俱,而尽终其天年。"知道,懂得养生之道。阴阳,此指天地变化的规律。和于术数,和调精气的养生方法。天年,先天赋予的自然寿命。原文是说,懂得养生之道的人,效法天地变化的规律,掌握和调精气的方法,做到饮食有节制,起居有规律,不会过分劳作劳神,如此则形体与精神协调一致,定能享尽其自然寿命。

"法于阴阳",顺应自然,是中华养生的基本特色和最高准则。而"和于术数"(如养生功法、针灸推拿、药食调补等)、"食饮有节"(如饥饱有度、避免偏嗜、均衡膳食等)、"起居有常"(如按时作息、劳逸结合、穿着合时等),则是中医基本理论指导下的具体养生方法和措施。

《素问·四气调神大论》云:"春三月,此谓发陈,天地俱生,万物以荣。夜卧早起，广步于庭，被发缓形，以使志生，生而勿杀，予而勿夺，赏而勿罚，此春气之应，养生之道也。"四气，即春温、夏热、秋凉、冬寒四季。发陈，推陈出新之意。广步，缓行漫步之意。被，通"披"。原文是说，春季三个月，是草木复苏、推陈出新的季节，自然万物生机勃发，欣欣向荣。人们应该晚些睡觉，早些起床，早晨在庭院里从容散步，披散束发，舒缓形体，使精神情志随着生发之气而舒畅条达。倡导生长而不是扼杀，提倡给予而不是剥夺，主张奖赏而不是惩罚。唯有这样的精神情志状态，才能有与春季生发之气相呼应的养生之道。

春季养生，宜"夜卧早起，广步于庭，被发缓形"。春季天气转暖，自然界充满着勃勃生机。此时人们应该抓紧时机，多在阳光充足、绿地覆盖率较高的地域活动，对身心健康有极大的益处。风和日丽的春季，最有利于人体吐故纳新，吸收自然界的精华，充养脏腑，化生精血，且要舒展情怀，使志畅达愉悦。

《素问·四气调神大论》云："夏三月，此谓蕃秀，天地气交，万物华实。夜卧早起，无厌于日，使志无怒，使华英成秀，使气得泄，若所爱在外，此夏气之应，养长之道也。"蕃秀，茂盛之意。华实，开花结果。华英，此指人的容貌秀丽。原文是说，夏季三个月，是草木繁茂、万象秀美的季节。天地阴阳之气上下交合，各种植物开花结果。为适应这种环境，人们应该晚些睡觉，早些起床，不要厌恶白昼太长，让心中无存郁怒，令容色显得秀丽，使皮毛腠理宣通，暑气得以疏泄，精神饱满地与外界相适应，这样才能与夏季长养之气相呼应的养生之道。

夏季养生，宜"夜卧早起，无厌于日，使志无怒"。夏三月是万物繁荣秀丽的季节，天气与地气上下交合，万物成熟结果。夏主长气，人体气机不宜压抑，应保持情志愉悦，如含苞植物开放成秀，以使体内阳气宣泄，向外开发，这样才能使情志与"夏长"之气相适应。

《素问·四气调神大论》云："秋三月，此谓容平，天气以急，地气以明。早卧早起，与鸡俱兴，使志安宁，以缓秋刑，收敛神气，使秋气平，无外其志，使肺气清，此秋气之应，养收之道也。"容平，此有成熟之义。秋刑，秋令肃杀之义。原文是说，秋季三个月，是草木自然成熟的季节。秋令天气紧急，地气清明，人们应该早些睡觉，早些起床，做到鸡鸣而起，使精神情志保持安定，借以舒缓秋令肃杀之气，不使神志外驰，令肺气得以清肃。唯有如此，才能与秋天收养之气相呼应的养生之道。

肺气虚者对秋天气候的变化较为敏感,尤其是一些中老年人目睹秋风冷雨、花木凋零、万物萧条的深秋景况,常在心中引起悲秋、凄凉、垂暮之感,易产生抑郁情绪。宋代养生家陈直说过:"秋时凄风惨雨,老人多动伤感,若颜色不乐,便须多方诱说,使悦其心神,则忘其秋思。"可见,注重调摄精神亦为秋季养生之要务。

《素问·四气调神大论》云:"冬三月,此谓闭藏,水冰地坼,无扰乎阳。早卧晚起,必待日光,使志若伏若匿,若有私意,若已有得,去寒就温,无泄皮肤,使气亟夺,此冬气之应,养藏之道也。"坼,裂开。使气亟夺,使阳气藏而不泻。原文是说,冬天三个月,是万物生机潜伏闭藏的季节。冬寒之气使水结冰、地冻裂,其时不要扰动阳气,应该早睡晚起,一定等到日光显露时再起床,使精神情志如伏似藏,心里充实,犹如心怀隐私不显露,又像若有所得很满足。还应避寒就温,不要让皮肤开泄而过多出汗,使阳气藏而不泄。唯有如此,才能与冬季闭藏之气相呼应的养生之道。

冬三月,从立冬至立春前,是一年中气候最寒冷的季节。严寒凝野,朔风凛冽,阳气潜藏,阴气盛极,用低消耗状态养精蓄锐,为来春生机勃发作好准备。因此冬季养生之道,着眼于一个"藏"字。在寒冷的冬天,不应过于扰动阳气,故要早睡晚起,以利阳气潜藏。情志要安宁自若,使之深藏于内。冬令也是人体调补,尤其是补肾填精的最佳时机。此谓冬令养生首重"闭藏"之意。

4. 读《千金方》把握寿亲养老之道

《备急千金要方》简称《千金方》,是中国古代中医学经典著作之一,共30卷,是综合性临床医著,被誉为中国最早的临床百科全书,由唐朝著名医家孙思邈所著。该书集唐代以前诊治经验之大成,对后世医家影响极大。《千金要方》总结了唐代以前医学成就,书中首篇所列的《大医精诚》《大医习业》,是中医学伦理学的基础。《千金要方》素为后世医学家所重视。《千金要方》还流传至国外,产生了一定影响。孙思邈晚年又著《千金翼方》。两书均以"千金"为名,意在"生命至贵,有贵千金"。

兹摘录《千金方》有关老年人情志养生的原文如下。

《备急千金要方·养性》言:"养老之要,耳无妄听,口无妄言,身无妄动,心无妄念,此皆有益老人也。"原文是说,老年人的养生要旨是:耳不要专听不该听的话,口不要专说不该说的话,肢体不要妄然而动,心中不留杂念妄想,能做到这些,对老年人延年益寿十分有益。

年迈之人,体力精力日衰,往日好景不在,不免有某种失落感、自卑感,甚至出现一定的妒忌情绪,故老人更需要耳无妄听,口无妄言,身无妄动,心无妄念。关键是不"妄",才能精藏、气爽、神静,有利于健康长寿。

《备急千金要方·养性序》又言:"德行不充,纵服玉液金丹未能延寿。"充,胜任之义。玉液,此泛指补益汤药。金丹,此泛指珍贵药材。原文是说,如果一个人若不注重修德养性,就是服再多的补益汤方、名贵药丹,也无助于延年益寿。古人以此告诫人们,不是单凭服药就能达到长寿目的的。

修德可以怡神延年。凡爱心永存,仁德常驻,乐善好施之人,必多心情愉悦,豁达开朗,气血易于和畅,脏腑易于和调,"仁者寿"在所必然。

《千金翼方·养老大例》言:"善养老者,非其书勿读,非其声勿听,非其务勿行,非其食勿食。"该书由唐代著名医家孙思邈晚年所撰。全书三十卷,其中十二至十五卷专述养生长寿之道,集中体现了古代延年益寿学说同防治疾病相结合的特色。所摘原文是说,擅长养老的人,不该读的书籍不读,不当听的言语不听,不是紧要的事情不干,不宜服食的食品不吃。

年迈之人,体力、精力渐趋不支,心理承受能力、消化吸收能力渐趋减弱,所以,尽量减少心理负担和减轻胃肠负担,是养生保健必须做到的。

5. 听嵇康宏论通晓首重情志养生

三国后期的著名文学家嵇康在其所著的"养生论"中有言:"精神之於形骸,犹国之有君也。神躁于中,而形丧于外,犹君昏于上,国乱于下也。"并提出例证云:"夫服药求汗,或有弗获;而愧情一集,涣然流漓。终朝未餐,则嚣然思食;而曾子衔哀,七日不饥。夜分而坐,则低迷思寝;而内怀殷忧,则达旦不瞑。劲刷理鬓,醇醴发颜,仅乃得之,壮士之怒,赫然殊观,植发冲冠。"整段文字指出了精神情志调养对于保持身心健康的重要性。古今宏论,莫过于此。嵇康指出:精神对于形体而言,犹如一国之国君。若精神躁动于内,形体就可能败坏于外。亦如国君昏庸于上,会致国家动乱于下。

嵇氏举例:如服药以求汗出,尚未能如愿,然羞愧之情一起,则汗流不止;一晨不食,饥饿难耐,然曾子(孔子弟子)执亲之丧,数日未食不饥;夜半而坐,神倦嗜睡,然深怀忧虑,则通宵不思睡眠;用力梳理鬓发,大量厚酒荣颜,未必改观,然壮士发怒,则颜面骤变,发鬓立直,甚可冲冠。凡此种种,充分说明精神情志活动对于身心健康的重要影响。

《素问·灵兰秘典论》有言:"心者,君主之官,神明出焉。"这里所说的"心",指的是神明之心。嵇康所言"精神之于形骸,犹国之有君也",其论与《黄帝内经》有异曲同工之妙。

惭愧之情涌上心头,使人即刻汗出。"汗颜"之谓,是为此例。极度悲伤,使人茶饭不香,数日不饥。内怀忧虑,使人辗转反侧,彻夜不眠。凡此种种,现代人也会感悟得到。由此可见,精神情志对于人的生理功能,乃至整个生命过程具有重要影响。我们没有任何理由轻视情志养生对于保健延年的积极作用。

《嵇中散集》言:"养生有五难:名利不灭,此一难也;喜怒不除,此二难也;声色不去,此三难也;滋味不绝,此四难也;神虑转发,此五难也"(《嵇中散集·答向子期难养生论》)。《嵇中散集》也由嵇康所著。嵇康崇尚老庄学说,主张回归自然,信奉养生之道。原文是说,养生有五大难关:贪图虚名私利,是一难;素多暴喜过怒,是二难;沉迷淫声美色,是三难;嗜食美味佳肴,是四难;劳神竭虑耗精,是五难。

嵇康所论养生"五难",谆谆告诫人们,要身心康健,延年益寿,就必须不图名利,安泰情志,平衡膳食,凝神息虑,在平平淡淡中细品生活的甘泉,做到"行也安然,坐也安然,名也不贪,利也不贪,粗茶淡饭,最是坦然"。

反观现代社会,嵇康所论养生"五难",可谓难上加难。名利至上者大有人在,喜怒不节者时有可见,声色犬马者屡见不鲜,偏嗜珍馐者不绝于耳,耗神竭虑者更是比比皆是。事实证明,五难不除,有损健康,有伤天年。

6. 品诸贤论述把握情志养生智慧

无论是历代医学典籍,还是其他各类文献,凡论及养生延年者,多注重情志养生,所谓"养生之要,情志为先"。且看相关原文。

《淮南子》言:"夫精神志意者,静而日充者壮,躁而日耗者老"(《淮南子·精神训》)。该书是西汉时期创作的一部论文集,由西汉皇族淮南王刘安主持撰著,故而得名。该书在继承先秦道家思想的基础上,综合了诸子百家学说中的精华部分。所摘原文是说,善养生者,养性为上,养性即保养精神。养神当以清静为法,旷然无忧患，寂然无思虑，如是则身体日以健壮。若思虑过度，嗜欲无节，则精神日耗，易致衰老。

当今世人，身处社会转型期，为名而躁、为利而躁之象普遍存在。现实社会中，恶意炒作下的证券期货的大幅涨跌，市场伪劣仿冒商品的频频出现，贪污腐败行为的屡禁不止，唯利是图的风气泛滥成灾。面对这些现象，不少人背离清静养神等养生延年之道，整日心浮气躁，在精神亢奋中拼命追逐功利，既影响了自身的身体健康，也加速了社会的风气日下，业已成为一种通病。

《抱朴子》言："善养生者，先除六害，然后可以延驻于百年。何者是邪？一曰薄名利，二曰禁声色，三曰廉货财，四曰损滋味，五曰除佞妄，六曰去沮嫉。六者不除，修养之道徒设尔"（《抱朴子·养生论》）。邪，古同疑问词"耶"。延驻，延年驻颜。佞妄，善于花言巧语、阿谀奉承而又无知妄为的人。沮嫉，因灰心失望而产生嫉妒的人。《抱朴子》由东晋医家、道家葛洪撰。该书论述神仙、炼丹、符箓等事。原文是说，善于养生的人，要首先消除六害，然后才能够延年驻颜，活到百岁。什么是除六害呢？一是要淡泊名利，二是要禁绝声色，三是不要贪财，四是减少美味，五是要消除佞妄，六是要抛弃嫉妒。这六害不除，修身养性的方法等于空设。

要想长寿，"先除六害"。此六害，于当今社会更趋肆虐，以致人心浮躁，急功近利，道德沦丧，形神兼损。六害不除，何谈养生！

《苏沈良方》言："安则物之感我者轻，和则我之应物者顺。外轻内顺，而生理备矣"（《苏沈良方·养生论》）。该书是采集北宋时期著名的科学家沈括的医方医论和大文豪苏轼的医药杂说而成的。其中沈括有关药物的论说、疾病的施治和养生说，占据了书的大部。该书的第六卷中专论养生。作者认为养生之道重在"安""和"二字。"安"，即是安之若素，泰然处之，不因情所牵，不因物所累。"和"，即是和缓静处，与自然合而为一。原文是说，人们在精神情绪安和的情况下，能提高对外界刺激的适应能力，外界对机体的不良影响就可以减轻，人的内心对外界刺激的反应也会顺畅。外轻内顺，从而保持气血和平，脏腑协调，这才是符合生命常理的处世之道。

心主血而藏神，为一身之大主，《黄帝内经》因此喻其为"君主之官"。若平素多郁多思，多疑多虑，即便勤于锻炼，注重调补，亦何益之有？

《饮膳正要》言："常默，元气不伤；少思，慧烛内光；不怒，百神安畅；不恼，心地清凉；乐不可极，欲不可纵"（《饮膳正要·养生避忌》）。慧烛，原为佛教语，犹慧炬，此指智慧聪颖。内光，意为自内而外所照广远。原文是说，经常保持幽静，人体元气不致受到伤害；避免思虑过度，才会智慧之光所照广远；遇事慎怒，精神情志得以安和畅达；处世慎恼，心地自然清净和泰。喜乐不可太过，欲望不可放纵。

经常保持幽静而不亢奋、不躁狂，既有利于避免元气损伤，又有利于激发聪颖智慧，诚如《周易》有言："寂然不动，感而遂通。"遇事慎怒，处世慎恼，乐不可极，欲不可纵，有利于精神安泰，情志调和，心地宁静，均为养生健体之必须。注重养生之人，修养身心，陶冶情操，是必不可少的。

《呻吟语》言："仁者寿，生理完也；默者寿，元气定也；拙者寿，元神固也。反此皆夭道也。其不然，非常理耳"（《呻吟语·养生》）。此书由明代思想家吕坤著，记录了关于处世、修养、养生等宝贵而有益的经验之谈。原文是说，心怀仁爱的人长寿，因为他们的养生之理完备；沉默的人长寿，因为他们的元气安定；貌似拙笨的人长寿，因为他们的元神固守。与此相反的则多为夭折之道。如果不是这样，就不是常理了。

吕坤的养生之道非常重视品性的因素，比如清心寡欲、仁爱沉默等，在他看来，修心养性就是一种养生的最佳途径。

《医学心悟》指出："食补不如精补，精补不如神补"（《医学心悟·医门八法》）。所谓精补，是指保养肾精。所谓神补，是指调摄精神。《医学心悟》为清代名医程国彭著，总结了辨证施治的八纲八法，因证立方，条分缕析，多为临床心得之语，其间亦不乏养生之论。原文是说，对于养生，平素的饮食调补固然重要。然而，不可过于劳作，不可过多房事，以防肾中精气过多妄泄，其比食养食疗更为重要。再者，保持心情豁达，遇事超脱，恬淡宁静，神宁气聚，其比食养食疗、保养肾精更为重要。

食补、精补、神补三者，对于注重养生的人，都是需要重视的环节。精气施泄，神思运用，是生命活动的表现。惜精与用神，通常之人往往难以自制，而饮食补养毕竟有限，若入不敷出，长此以往，必然伤伐正气，导致身心虚损。因此，药食补养虽然不可少，但是还不及平时生活起居之中，力求做到保精养神为好。

《幽梦续影》言："琴医心，花医肝，香医脾，石医肾，泉医肺，剑医胆"（《幽梦续影·养生之秘》)。《幽梦续影》由清末朱锡绶所著,书中有"养生之秘"专论。原文意思是说,心藏神,美妙动人的琴声,使人心旷神怡以养心;肝藏魂,娇嫩艳丽的鲜花,使人心情开朗以养肝;脾藏意,扑鼻而来的芳香,使人开胃增食以养脾;肾藏志,千姿百态的玉石,使人志向高远以养肾;肺藏魄,涓流清澈的泉水,使人忘却悲忧以养肺;胆主决断,动静相宜的舞剑,使人勇敢决断以养胆。

《幽梦续影》中有"养生之秘"篇,其中描写娱乐养生的内容最为精彩。抚琴、赏花、闻香、玩石、听泉、舞剑等,无一不令人心旷神怡,有助养生。但娱乐也当有度,万不可沉溺其中,玩物丧志。

《医述》言:"未来之事莫预虑,既去之事莫留念,见在之事据理应之,而不以利害惕心、得失撄念"(《医述·医学溯源》)。见,通"现"。见在,即现在。惕心,心中恐惧不安之义。撄念,意为扰乱、干扰心理。原文是说,未来之事,切莫多虑,既往之事,切莫多念;目前之事,顺理而为。勿为利害冲突而心中不安,不为财物得失而过于牵挂。若能如此,诚为养生之道。《医述》接着上文尚云:"神常觉清净,事常觉简少。盖终日扰人方寸,憧憧役役不得休息者,不过此三种念头扫涤不开耳。"三种念头,盖指未来之事、既去之事、现在之事。古云:天下本无事,我心本清净,庸人自扰之。

思前想后,乃人之常情,但思虑过度,则反为其害。事实上,对未来之事、既往之事,思之太过,念之太深,也多于事无补。从养生保健出发,不若少思之、少念之,而对眼前之事,亦当顺其自然而不可强勉。唯有如此,无论是追忆过去、向往未来,还是面对现实,均可乐观对待。也唯有如此,才能在现实生活中获取心灵快乐,适应日常秩序,找到个人坐标。

《医述》言:"一叶蔽目,不见邱山;一豆塞耳,不闻雷霆;一念执迷,不知万境。博弈迷,酒色迷,财利迷,胜心迷,以至功名迷,生死迷。迷之大小不同,其为迷则一也"(《医述·医学溯源》)。"邱"通"丘"。邱山,即丘陵山脉。原文是说,迷惑于一己之利,蒙蔽于一时之象,固执于一得之见,均犹如一叶障目,不见丘山,一豆塞耳,不闻雷鸣,一念执迷,不知万境。从养生保健角度看,坏就坏在一个"迷"字。博弈(下棋)、酒色、财利、胜心(好胜心)、功名、生死(贪生怕死),凡此种种,若不自制,均能让人执迷不悟。

遍看古今伤神害生之事,其人生忧患之根,每起于爱恋。爱生者唯恐其死,爱富者唯忧其穷,爱得者唯畏其失。若能节制爱根,忧根自然而减,心里即多了一分安宁,多了一分和泰。

《理虚元鉴》指出:"起于色者节欲,起于气者慎怒,起于文艺者抛书,起于劳倦者安逸,起于忧思者遣怀,起于悲哀者达观,如是方得除根"(《理虚元鉴·二守》)。原文是说,疾病因情色纵欲而起的,当节制色欲;疾病因情志刺激而起的,当力戒郁怒;疾病因沉溺书斋而起的,当减少阅读;疾病因过于劳倦而起的,当劳逸结合;疾病因忧虑思念而起的,当排遣念怀;疾病悲伤哀愁而起的,当豁达乐观。唯有如此,才能铲除病根。

疾病因情色纵欲、情志刺激、沉溺阅读、过度劳累、悲伤忧虑等而起者,仅凭服药行针,确实难以根治疾病。需要根据不同病因,患者本身应设法排遣、摆脱、消除疾病根源。原文所提到的节欲、慎怒、抛书、安逸、遣怀、达观等均为行之有效的治根之法。在精神养生方面,古人有诸多告诫,如修德以怡神、调志以摄神、节欲以安神、静心以养神、积精以全神等,不一而足。

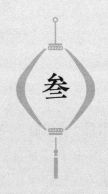

中国传统的"精神光谱说"

撰稿人介绍

何裕民，上海中医药大学教授，博士生导师，中华医学会理事兼心身医学分会前任主委、中国医学哲学协会副理事长。《中华医学百科全书·医学心理学及心身医学》主编，《中华医学百科全书·中医心理学》主编，14本全国大专院校规划教材主编。临床主攻肿瘤综合治疗及慢性疲劳综合征（系统性不耐综合征SEID），近期开始关注阿尔茨海默病的防治。获中国心身医学终生成就奖、世界杰出华人成就奖、上海市劳动模范等。曾主持国家科技部"十一五"重大支撑项目亚健康课题及国家社科"十二五"重点项目。发表学术论文270余篇，出版教材及专著50余部。

自 20 世纪后叶美国当红学者肯·威尔伯(K. Wilber)提出"精神/意识光谱"以来,"精神/意识光谱"说便广受重视,被认定是对生命现象的全新及深刻解读。其实,反观中国传统文化,类似认识不仅同样存在,且似乎更为深邃、系统并切合实用。惜今人认识不足,未予重视,需认真发掘、整理、深描、提升,以为当今健康事业之指导。

一、背景篇

重大学术问题,也许放在相应大背景下审视,才能更清晰明了。

隐藏在传统学术思想中的类似"精神/意识光谱说"及其包含着的中国传统生命智慧之认知,只有放在大背景中思考、比较、重新阐述,才能更好地被理解、重新认识与接受,使老树萌发新枝。

(一)"东西升降"中的文化境遇及学术思想被接受状态

对"国弱无外交"人们耳熟能详。其实,弱国不仅无外交,也无各种话语权,更没有学术思想(包括学科/主义)等,这是历史事实。

人们常说现在是百年未有之大变局。其实不是百年未遇,放在更长的历史镜头中,说 500 年未遇大变局也许更恰当。在这背景下考察中西思想文化交汇碰撞,兼涉对生命、健康等的认知,也许可获得全新的感受。简单说,这 500 年间之大变局表现为 17~18 世纪初,泱泱大清看似国力强盛,实属虚胖,貌似很强,总体上正迅速走向衰落。西方则随着资本主义革命的迅猛推进而快速崛起,国力大增。因而,东西方之间演绎着剧烈的上下错位;经历着表层惊心动魄、惊涛骇浪,且触及深层次的文化思想和自我认知等诸多底层的根砥性大变局。

研究表明:早期(17~18 世纪)东方(或说中国以儒道为主体的)文化传递到西

方,在西方广受欢迎。粗粗罗列了这阶段西方学者对中国文明与学术推崇,甚至顶礼膜拜者,大有人在,有据可查的如哈克卢伊特(R. Hakluyt,1552—1616)、莱布尼茨(W. Leibniz,1646—1716)、克·沃尔夫(C. Wolff,1679—1754)、孟德斯鸠(B. Montes,1689—1755)、伏尔泰(Francois-M Arouet,1694—1778)、魁奈(F. Quesnay,1694—1774)、狄德罗(D. Diderot,1713—1784)、霍尔巴赫(H. Diefrich,1723—1789)、歌德(J. W. Goethe,1749—1832)、席勒(J. C. Schiller,1759—1805)等,长长一大串;大都身份显赫,佼佼者甚多,对当时欧洲社会文化影响颇巨。何也? 有分析认为,当时欧洲刚走出中世纪,借助传教士及商业往来传递回去的、关乎东方中国的片鳞只甲,令知识精英猛然发现:东方中国是个并不通过宗教而成为颇文明且富有的国度,遂内生仰慕,大加赞赏。故才有了历史上诸多精英之褒奖及推崇。

然而,国力对比很快呈现断崖式落差。资本主义革命成功,生产力的飙升,18世纪后叶欧洲日趋强盛,出现了显著的东降西升态势,欧洲人日趋看不上中国人;数百年间东西方的互视态度呈现巨大反差——先是中国因臻于峰顶而被膜拜,但其旋即跌入谷底,特别鸦片战争后更是被极度蔑视,被英国人视为"东亚病夫"。学界与思想界也同样,著名德国哲学家黑格尔(G. W. F. Hegel,1770—1831)就曾在多种场合说中国人没概念、没逻辑、不清晰,没有哲思能力,不会有哲学;甚至认为中华民族浅薄,本质上没有历史,只有朝代轮回记录。黑格尔弟子、法国哲学家维克多·库赞(V. Cousin,1792—1867)居然诘问道:"在东方(中国)果真有过哲学这样的东西吗?"不少学者质疑:"能够使用汉语进行哲学研究吗?"这些,都折射出西方中心论膨胀,他们开始对中国文化(包括哲学/思想/其他学科)根本看不上眼,呈现出竭力贬抑中国思想文化之态势。且这一贬抑,一直持续百余年,其之余绪蔓延及20世纪后期。

法国大学科学院高级院士、思想史教授程艾兰(Anne Cheng)不久前(2019)曾分析说:"对于18世纪欧洲启蒙运动来说,中国是一个能够不借助宗教而成功地建立起一个道德文明社会的极为古老的文明典范。"欧洲人垂青的是以儒道为主的中国传统哲学思想。但"在19世纪初,欧洲人把一切都完全颠倒了:中国被贬低为'宗教'(甚至是'原始宗教')国家;与此相对立的,是建立起了独特(并很快成为独一无二)的欧洲'哲学'范畴。"德国海德堡大学东亚艺术史博士、斯德哥尔摩大学劳悟达(Uta Lauer)教授(2019)也认为:"17世纪末和18世纪的启蒙时代,正是中国风在欧洲流行的时代。刚刚经历过战争的欧洲国家,其君主、哲学家和学者都认真地寻求能带来和平与秩序的政治解决方案。"这些观点,是睿智且切中要害的。放在西升东降大背景下,这类偏见及歧视,并不令人费解。

危害更甚的是在这类偏见给当时积弱积贫一些中国学子、政治人物及普通民众造成了巨大心理阴影,使他们酿生了极端畸形的自我蔑视、自我否定及强烈的自卑感。这从几件事中即可窥其端倪:百多年前活跃的学子们激进地否定传统,且极其偏激,包括对方块字的排斥(此歪风一直延续到改革开放早期,因汉字输入电脑方法一时没解决,有人重提废弃方块字,改用拼音说)、对中国没有哲学的默认(有些人于心不甘,虽没敢否定黑格尔的论断,只能改说中国的确没哲学、却有思想来自我解嘲);再者,就是不断沉渣泛起的否定传统及否定中医等的思潮:从民国政府的"废止中医案"(1929),到解放初期的消极对待中医事件[1],到2006—2007的取消中医风波[2],都是其之折射;今天,学界虽没人敢公开反对中医,但极力诋毁者大有人在,漠视或小觑者比比皆是。

其实,百余年来,学术界/思想界类似争执,一直未曾消停过;起起伏伏,有时还非常剧烈,至今尚无结论性意见。除上述事件外,百余年前的"科-玄论战"[3]、"十教授宣言"[4]等,都是其典型折射。这些争执,至今尚无结论性意见,但若能兼顾东西方综合实力升降趋势之大背景,或许能多一份理性审视,更易于获得明晰的结论性

1　指中华人民共和国成立初期,卫生部有领导公开称中医是"封建医",应予消灭;当时此观点流传很广,影响恶劣。后毛主席给予严厉驳斥,指出这是奴颜婢膝奴才式的错误思想。

2　指源自2006年部分学者上书,倡导废除中医药,并发起全国性的签名等闹剧,后经有关部门及时明确态度,并说明事实真相,一场闹剧自然偃旗息鼓,自然消退。

3　20世纪20年代,中国思想文化界发生了影响深远的"科学与玄学的论战",又称"人生观论战"。开始是"科-玄论战",后来发展为科学派(胡适等)、玄学派(梁启超等)和唯物史观派(陈独秀等)三大派的大论争,最后玄学派失势,科学派和唯物史观派占据上风,且其之优势延续多年。这场论战虽然已过去90年,但论战涉及的问题仍未彻底澄清。

4　指1935年由王新命、何炳松、陶希圣等十教授在《文化建设》月刊上发表《中国本位的文化建设宣言》,强调要加强"中国本位的文化建设",对西洋文化要"吸收其所当吸收,而不应以全承受的态度,连渣滓都吸收过来",旗帜鲜明地反对全盘西化。史称"十教授宣言",当时引发了中国文化的大讨论。但在当时社会文化氛围中,十教授的正确观点却没有占上风,相反被批驳指责得厉害,最后偃旗息鼓了。

意见。

对此,可进一步借鉴域外视野做些简单的学理性分析:马凯硕(K. Mahbubani)是位有国际声誉的著名学者,他是出生在新加坡的印度信德族人,对东西方文化思想(含中国、印度等)都深有研究,且精于分析国际事务,曾任新加坡驻联合国代表。他分析认定:近百年来,因西升东降,东西方国力存在巨大差异,导致整个亚洲(包括中国、东南亚及印度等)人的自信心严重丢失,存在浓厚的自卑情结;因此,他针对中国学者提出告诫:在分析东西方思想碰撞及交汇时,祛除自卑,找回自信,学会平视,非常重要。

联系到 2021 年全国两会期间习近平总书记参加座谈时表示:"70后、80后、90后、00后,他们走出去看世界之前,中国已经可以平视这个世界了,也不像我们当年那么'土'了"。的确,站在新一轮东升之际,思考研究许多学术问题,亟需摒弃自卑,学会平视,以自信眼光、宽广胸襟,思索探讨相关问题,才能得出确切认识与结论。

(二)尴尬的心理学:起步很早、身份不明、矛盾尖锐、空白甚多、前行路线不清……

本质上,生命问题的认知,虽涉及生理等,但相对集中在心理认识之中。我们总结认为:世界范围内心理认识,虽汗牛充栋,却十分尴尬。简言之:起步很早、身份至今不明、矛盾尖锐、空白多多、发展路线不清……

首先,世界各地心理认识起源很早。人类一开始认识自我,大都始自对心理感悟、描述或表达。可以说,心理是人类认识自我的起源。

但她的"成熟"却很晚,"学科化"起步于 19 世纪末的德国学者冯特(W. Wundt, 1832—1920)。他于 1879 年在莱比锡大学创立实验室,被认为是心理学开始走向学科化,并成为独立学科之标志。此前,心理学混同于哲学、宗教、一般思想等;总之,缺乏独立地位。且她的"学科化"目前并未完成。甚至连最基础的学科建构,都存在缺憾!

从科学哲学角度分析,心理学的"科学化"完成没有?或说现该学科"成熟"了没有?不好说!至少不少严肃的科学家/科学哲学家并不认为心理学是门标准意义上的"科学"(Science)。科学哲学认定大凡科学(Science),都应形成自己学科"范式"(paradigm)[1],这方面而言,心理学的缺陷是明显的,一如中医学。故心理学界精英拼命想证明她已经是科学,许多努力都是围绕这一"证明"而为的! 换句话说,拼命想挤进科学大楼,要个"准生证"! 这在行为主义及实验心理学领域,尤其典型! 但我们却认为这"准生证"并非如此重要。换一种诘问:一定要是科学,心理学才有价值吗? 或曰科学(指一般意义理解的 Science)是心理学发展的唯一道路吗? 不见得! 这也一如中医学的科学/文化之争。此类争执之所以喋喋不休,其实质是 20 世纪 20～30 年代科学主义思潮之余绪。对此,可参见相关著作,不展开。在此,只强调一点:源自物理科学的范式及方法论等是心理学(也含医学/生命学科/中医学)研讨的重要原则及方法论,但并非唯一的范本。威尔伯的"精神/意识光谱"说,就没法在上述范式及方法论框架内找到相应的支撑,却不得不承认也具有重大的科学意义。

心理学的现状是涉及广泛,学派众多,角度不一,方法各异,结论常大相径庭,有时冲突严重,莫衷一是。如美国心理学会规模巨大,有 54 个分会;但各学派/分支间抵牾明显,甚至没法坐在一起讨论学术问题。如实验心理学十分红火,成果无数,非常热闹,话语权强,但相互间认可度有限,不到一半,甚至有学者认为实验心理学研究一半以上的成果值得质疑。且其仰慕的标准范式是物理学,而物理学本身也正遭遇不少难解之题,根基上有动摇。诸如测不准原理、95%暗物质、量子纠缠、超微观现象等本质问题,物理学都一筹莫展,亟需全新范式加以破解。研究客观物质世界的物理学尚且如此,更罔论涉及认知、人文、人性等诸多非客观性因素的心理学! 故心理学研究不仅矛盾尖锐,空白点多多,且发展前景及线路并不十分清晰,至少一时半会儿难以取得共识。在此背景下,主张包容,博采众长,吸纳古贤真知灼见,未尝不是走出困境,发现真相的聪明之举。

(三)中国:世界"心理学的第一故乡"

美国学者墨菲(G. Murphy 1895—1979)是社会心理学开创者,著名的心理学

---

1 范式是美国著名科学哲学家 T. S. Kuhn 提出的、常规科学所赖以运作的理论基础和实践规范等。含统一的核心概念、概念体系、方法论原则等必备要素,这些方面,心理学都存在着某些先天性缺陷。

家,20世纪中叶(1944—　)当选为美国心理学会主席,又兼任美国心理研究协会主席等,后被授予美国心理学会金质奖章。他有一个影响广泛的评论:"中国,是世界心理学的第一故乡"。应该说,此非虚语。至少荣格(C. G. Jung, 1875—1961)等就曾深受中国学术之影响。本文涉及的当代美国学者肯·威尔伯(K. Wilber)也承认受到东方文化的影响,其中包括中国及印度学术思想等。

在我们看来,"中国是世界心理学的第一故乡"并非浪得虚名,而是实至名归。笔者不想累赘地求证,只想提出一些实践证明。笔者任中华医学会心身学会会长10年余,主持了相关著作10余本,尤其是国家出版基金重大项目《中华医学百科全书》,其中涉及心理学的三大本,分别是《医学心理学》《心身医学》《中医心理学》(《精神医学》因涉及具体病症,不算其列)。这三本书笔者都是主编。其中有一个小插曲,原本《中医心理学》并非独立成册,考虑包容在前两部分中,但一旦内容完成后,编写委员会吃惊了,内容非常厚实,遂主动提出拆分成单独一册。而单独成册后,光《中医心理学》就足足68万字,且并没有累赘的废话,广受好评。可见,历史积淀之深厚!

最近,"第二个结合"提法很受重视。其实,精神心理领域尤应注重"二个结合"。注重挖掘深厚的历史积淀之精华,赋予其鲜明的时代及现实意义,包括前瞻性价值等。本文讨论的基点就在于此。但需以平视、平和、平静眼光,客观而跨文化地作出审视,才能有所领悟及发现。如此,结论才能更公允、更有穿透性,也才更加深睿。

最后,补充说明一下,本人并非受过心理学专业训练的学者,不是心理学科班出身的。只因为被迫从事原本没任何感知及兴趣的中医学(20世纪70年代),特殊年代强调"螺丝钉"精神,没法按自我意愿作出选择及调整;遂思考:不管中西医先都需关注人,人有重要的心理问题,当时直觉感到她们对心理/情绪认识都缺位,于是,在心理和医学方面用的"功"差不多。当然是自学的,上海人说"野路子",也因为"野路子",可百无禁忌说。错了接受批评指正。换言之,我是从关注临床心理/情绪问题而介入心理的,故对心身医学、医学心理学的研讨系统些。正统心理知识可能先天不足,难免会说很多废话、错话。也许,正是这些废话、错话,可成为批判及思考之靶标。

二、理论篇

成体系的思想,可称为"理论"。理论,可说是关乎某重大问题的系统认识,在人类认识过程中常具有重要的阶段性意义,哪怕是错误理论,也有其反面意义。西方有曰:"错误比无序更易走向真理。"

(一)精神光谱说:从长青哲学中提炼出的睿智之见

1. 邂逅肯·威尔伯

我之所以留意"精神光谱",是因为关注癌症。我对理论有兴趣,临床更是醉心,毕竟医学实用性是第一位的。临床我重点治疗肿瘤,20世纪末就有点社会影响。因关注癌,于世纪之交时看了本新书,作者是美国人肯·威尔伯(K. Wilber, 1949—),他可以说是位奇才,23岁时打工之余写下了成名作《意识光谱》(*The Spectrum of Consciousness*, 1972)。但此书面世过程却很坎坷,曾被22家出版社拒绝,直到1977才出版。一出版便声名鹊起,走红学界。几年后他邂逅才女记者崔雅,二人一见钟情,特别恩爱,准备喜结良缘,就在婚礼前夕,崔雅被发现患了晚期乳腺癌,于是二人因美好姻缘而共同抗争癌症,在极度困惑及生死边缘上思索一些核心问题。不久,崔雅去世,威尔伯根据崔雅及他自己的日记,并结合感悟,写了回忆录性质的《超越死亡:恩宠与勇气》(*Grace and Grit : Spirituality and Healing in the Life and Death of Treya Killam Wilber*),很快走红世界。通过此书,我认识了威尔伯,也开始关注他的"精神/意识光谱"说。他是创新者,创造了以心理学、神秘主义、现代主义、经验科学、系统论连贯成一体的"意识的完整理论"。被誉为"在意识进化领域里最重要的思想家"、"美国最为新潮的学院派作家","后人本心理学"最重要的思想家、理论家和发言人,"后人本心理学的马斯洛","意识领域的爱因斯坦"。他在整合西方心理学和东方智慧方面,已超过荣格。总之,他的思想及理论阐发,值得我们重视[1]。

---

1 他的著作很多,有几十本之多。除上述之外,诸如《没有疆界》(No Boundary, 1979)、《意识的转化》(Transformations of Consciousness, 1986)、《整合心理学》(Integral Psychology, 2001年)等都是很有影响的著作;值得关注及研讨、借鉴。

2. 意识/精神进化光谱中的几大支点

用威尔伯自己的总结,其学术思想吸纳了所有早先思想,借鉴了东方(包括中国/西藏、印度)内容,且他称其为长青哲学或理论[1]。他睿智地把人整个一生演变用一个连续的意识/精神光谱之发展过程来解释。他认为人类意识进化经历了几大共性阶段(9～10 阶段),对此,我们试着做简单罗列及理解。只能简单罗列,他学术思想比较繁杂,浸透了太多的宗教、神学及哲学术语。有志者可借原著深究之。

(1) 接近威尔伯原意的"灵性解读"。

威尔伯认为:人的意识/精神演变之光谱,可区分成三大阶段、9～10 个相邻的演进过程:

1) 前个人阶段。用中国现代术语表达,即"人之初"。它又细分前后三个环节。

① 感官生理:称"进化第一支点"。新生儿出生后就有最原始的感觉;如嘴唇碰到奶头会吸吮,不舒服会哭啼。

② 幻象/情绪初现:为"进化第二支点"。如一段时候后有了初步辨识能力:见熟识脸安心地会笑,陌生人则会哭;且有了喜怒哀乐等表达力。

③ 表象/知识的出现:为"进化第三支点"。有了初步表象、意识、一些基本知识等,开始接受初始教育,如学龄前;开始自动地向社会学习,有了自我意识等。

2) 个人成长阶段。用中国现代术语表达,即开始接受教育、并不断成长的过程。它也分为前后三大环节。

④ 规则、角色、心智等渐趋成长,称"进化第四支点";能清晰地接受自我及他人角色,有了一定的思维意识等,心智开始成熟。

⑤ 形式反思,是威尔伯的专有术语,大致是指一定的逻辑思维能力,被认为是"进化第五支点";有了相应的理性思维能力。

⑥ 见地逻辑,也是他的专有术语;被认为是"进化第六支点";也可粗略理解为

1　指进入轴心时代前后,人们开始运用文字表达思想,几千年来一些基本问题一直被人们讨论着,不断地得到阐释,其表达方式不一,阐述的完整程度不尽相同,却源远流长,无休无止,这些被称为长青哲学(Perennial philosophy)。其中,核心就涉及生命、心理、精神、意识等。

比较强的逻辑思维能力,知书达礼,且颇有见地。这是当今一般受过教育而有一定层次者通常能够达到的境界。对照着说,类似《黄帝内经》所说的"智人/贤人"层次。

3) 超个人阶段。这是威尔伯"意识/精神光谱"说中最具特色部分,而且具有鲜明的承启特征:上启自长青哲学;下接现代生命认识;且颇多深刻见地,值得好好玩味与吸纳。

对此,他也分成三大阶段:

⑦ "通灵"阶段,这是威尔伯认为的精神光谱"进化第七支点",具体含义与后面的内容一并作出分析。

⑧ "微细光明"阶段,这是精神光谱"进化第八支点"。

⑨ "自性"阶段,这是精神光谱进化达到的最高阶段,也就是"进化第九支点"。

威尔伯所谓的"通灵""微细光明"与"自性"等阶段,宗教及神学韵味较重。容后面翻译成通俗语言再加解读。但可先借《黄帝内经》的相关论述做些注脚。《上古天真论》是《黄帝内经》的首篇,其中提出了著名的"贤人/智人""圣人""至人""真人"说。其中,"贤人/智人"相当于前述第⑥级别的"见地逻辑";"圣人"则类似第⑦级别的"通灵"阶段;"至人"则是第⑧级别"微细光明"阶段;至于"真人",对应于第⑨阶段之"自性",这是人类所能达到的最高阶梯。说实在的,最后阶段似乎是理想中而虚幻的,也许并不存在。

(2) 参佐现代研究的"理性解读"。

我们试图结合现有认识及研究成果,对威尔伯上述的意识/精神演变光谱说作出"理性解读",共分 10 阶段。

① 第一阶段,感官与生理本能阶段(0～7 个月),类似于新生儿出生后最初的感知及和初始接受力;对应于中医学理论,则近似于与生俱来的"魄"("并精而出入者,谓之魄")。

② 第二阶段,情绪与原欲发展阶段,出现了冲动和情绪的最初表现,以及对意象的一定思考力,常见于 1～3 岁婴幼儿;也就是中医学说的"欲"等的初始感知觉等。

③ 第三阶段,在 3～6 岁,孩子开始用象征和概念等来思考问题,并有了一定

的语言基础;类似于今人所说的学龄前。威尔伯又称其为"奇想阶段";形成了早期的心智。

④ 第四阶段,在 7~11 岁,开始接受他人的角色并能够完成基于规则的某些任务。或者说,进入了学龄期,有了中国人所说的"初识"。威尔伯又称其为"神话阶段(7~11 岁)。

⑤ 第五阶段,随着经历增多及学历(如果学习的话)提升,逐步形成了相应的理解、思考、反省、推理等的理性能力;开始遵循社会认可的行为准则;威尔伯称其为"理性阶段"。换句话说,展开了中医"认知智慧说"涉及的认知及精神延展性的连续过程。

⑥ 第六阶段,代表着现今个人发展到比较高的水准才能到达的阶段——具有一个整合性的思考形式和能力,包括有综合概念、联结思想、将真相相互关联等的比较鉴别力,且需要时善于决断与决策等;达到了常人所说的"贤人/智人"的境界。威尔伯又称"统观逻辑阶段"。有社会学家研究后发现:真正能发展到第六阶段者并不很多。

需指出的是:①到⑥都还属于常人范畴、个人性范围内;而从第七阶段开始,则进入超越个人性,也就是"超越小我"范畴了。

⑦ 第七阶段,更上层次,非常人所能及,或曰具有"通灵"能力;其灵性及通感能力超越常人极限,频繁出现有慧根的"悟性";威尔伯称为"感通",对宇宙更高精神能直接感悟,能出现与大自然合一的强烈神秘体验。因此,也称大自然"神秘境界"。这类似《上古天真论》的"圣人"阶段。孔子、孟子、荀子等的很多感悟,似乎可能源于此。历史上,他们也往往被誉为是"圣人"。

⑧ 第八阶段,威尔伯称"精妙(subtle)"或"精微光明"阶段;指意识过程可向外寻求更加精微之经历与体验;但这带有浓厚的神学宗教色彩,常人难以理解。类似于《黄帝内经》的"至人"。也许老子的《道德经》、庄周的很多先睿性灼见,可归之于此。

⑨ 第九阶段,即因果层,威尔伯认为这既是灵魂和神的联合体,又是"超我体"或纯灵性体阶段;他常使用"自性""涅盘"等词。当进入这状态时,意味着回归自我最深本源,领悟了本质中的本质。

⑩ 第十阶段则是最高级的、不二/合一阶段,理论上说主体客体间不存在任何裂隙;这颇具宗教色彩、十分费解。有学者则以不二境界、本自具足、不二、至上之心、清净识等来解读。

其实,第⑨~⑩阶段似可对应于《黄帝内经·上古天真论》中的"真人":即"提挈天地,把握阴阳;呼吸精气,独立守神,肌肉若一;故能寿弊天地,无有终时"之真人。然而,在我们看来,这只是古贤对理想境界的美好企盼而已,现实世界也许并不存在所谓的"真人"。

(二)《黄帝内经》的精神/意识光谱说

前已述及,笔者是因研究中医、进而关注医学,聚焦于人,从而深入心理领域的。因此中医学、医学是笔者本行。多年的探究,在《黄帝内经》典籍中意外地发现了原始版本的精神意识光谱说;甚至可说全然异曲同工;差异仅仅在于:①《黄帝内经》说成熟于纪元前后(距今 2 100~1 900 年);威尔伯之说诞生于 20 世纪后半叶(80 年代),距今 30 余年。②威尔伯的学说,他人解读时需分两大阶段:①~⑥及⑦~⑩以后;《黄帝内经》却原本就是分段讨论的,①~⑥阶段在《灵枢·本神》里详细阐述;⑦~⑩阶段则在《素问·上古天真论》中系统展开。两相对照,一个清晰完整、丝毫不逊色于威尔伯说的精神/意识演进谱系跃然纸上,且早了近 2 000 年,不得不叹为观止。

1. 精神心理学体系,根植于沃土

沃土方能出硕果。精神/意识光谱说也同样。受着《黄帝内经》丰硕心理精神思想之滋润,才有上述精神/意识光谱说之诞生。

故先浏览一下《黄帝内经》涉及的心理/精神思想之丰硕及广博。

2021 年 6 月,笔者主编的《中国医学百科全书·中医心理学》正式出版,该书以国家典籍形式,洋洋洒洒 68 万字,第一次做了系统梳理。其中重要的一、两级词条就有近百条之多,且自成体系。

如精气神学说是《黄帝内经》相关理论中的重要组成部分,其具体又涉及"形神合一""形具神生""神依形存""形质神用""神可御形""形神先后天说"等次级理论学说,并可演绎出"心主整合说""心身关系层次说""心身共轭现象说"等现代之

发挥。

又如,神-魂-魄-意-志学说也是系统理论,其下又涉及诸多具体理论解释;对此,后文将有所涉及。

再者,中医感知觉学说,涉及"天官感知论""天官辨异同""心有征知说""五脏阅五官说""形体异同说""五脏开窍说"等具体理论解释。而"五脏阅五官说""形体异同说""五脏开窍说"等各自又延伸出一连串的具体理论认识。

进一步分析:中医感知觉说涉及的是感知觉,与其类同的还有中医认知智慧说,关涉到记-忆-意-志-思-虑-智等的连贯过程;其底层则涉及性-情-欲的互动理论;折射的是中医学本能结构理论。

与上述平行的,还有鲜明的中医情志学说,包括繁杂的情志分类方法等;还有中医学者常最津津乐道的"五脏五志说"、脏-情互动说等,特别值得一提的是体质学说,是中国古贤对不同个体差异及其阶段性发展特征的一种总结观察。总之,相关内容,林林总总,非常丰盛及深刻。

也许,以图示方式显示其中部分内容的关系,是种简洁方式。

就在上述沃土中,诞生了中国的精神/意识光谱说。此说的核心部分集中在《黄帝内经》的《灵枢·本神》和《素问·上古天真论》之中。但便于理解,我们先做一铺垫。

2.《灵枢·本神》说中的意识演进图示

中国传统的心身理论中,也许最核心、最精炼的就属精-气-神学说(当然,还有统摄性更强的身-心-灵学说;其中,灵是最高层次;身-心就涵盖在前面说的精-气-神学说中)。简单说,精-气-神中的精,就其最本质含义,指的是生命的物质基础,又叫"形""形体",包括看得见的"有形之精"等。"形"(精)活动,产生着"气";故"气"可以视为是"功能"的代名词。功能活动(气)基础上产生"神"。这是最基本的哲学解释。故"精-气-神"简单说,就是对生命诸多过程及功能的概括,也是对生理-心理互动过程的高度而扼要总结。

在此,我们关注的重点是在"精"基础上延伸出来的认知等精神意识活动,也就是在上述物质(精)运动(气)基础上产生的认知(神)等活动。对此《灵枢·本神》有过堪称经典的论述:"所以任物者谓之心,心有所忆谓之意,意之所存谓之志,因志

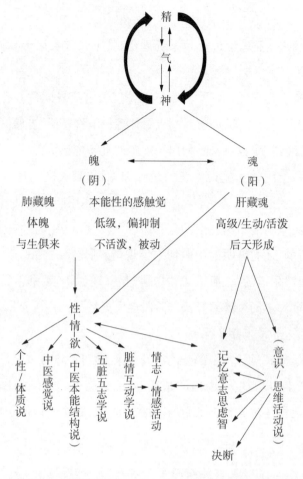

而存变谓之思,因思而远慕谓之虑,因虑而处物谓之智。"而在"神"形成的认知过程中,"心有征知"则是始动性的,"心"占据主导地位,举足轻重。

这是中国人对意识思维大致形成过程整体性的一种解说,她清晰地体现在《黄帝内经》等2000年前的典籍中。这可以视为对"意识光谱"认识之雏形。也许,用图示来表达,可以帮助解读及领会。

归纳而言,魄是低级的神经心理活动,她是与生俱来的("并精而出入者,谓之魄"《灵枢·本神》)。在此基础上逐渐进化,产生了意识等的连贯状态;且在一步步的演绎中,展开了整个思维认知过程——记→忆→意→志→思→虑→智……这些,统属于"魂"。故"魂"系高级的精神活动。对照言,这些现代则称其为"认知/意识"过程。与此同时,随着魂之展开,个体还经历着其他精神心理过程,如伴随各种情

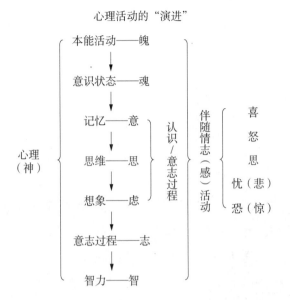

心理活动的"演进"

绪/情志/情感波动等(见示意图),也包括其他多种精神心理。这些,是中国人(或说中医理论)对魂(高级精神活动)的基本看法。

3. 从记忆到思虑智慧,常人认知过程之解读

我们沿着《灵枢·本神》的论述,进一步展开。

(1)心有所忆谓之意:指思维始自对事物的识别和记住,形成一定印象之过程;这是记忆的第一环节,且具有选择性特点,是思维的前提与关键。记忆由识记、保持、回忆和再认几大环节组成。识记是记忆的开端。中医学认为"脑为元神之府,精髓之海,实记性所凭也。"脑为"记性"的功能承载器官,脑主记忆。当然,也涉及其他脏器。如肾精不足,髓海失充,会导致脑的神机失养,记忆力减退而健忘。这可以解释老年退化现象。进一步而言,脑为"元神之府",建立在"心"主宰、"脑"基础之上。与脑主先天之神相对,心主后天之神。人的心理活动由心统帅。面对外物或环境刺激时,首先由心作出感知和应答,遂产生一定的印象和识记。

其中,"记"和"忆"是关联的两个环节——"记"指雁过留痕,刚才闪过一辆红车有点印象;"忆"则指能朦胧回想起,"意"则指开始有所思索。可见从忆到意,"忆"是思维认知过程中的早期阶段。

中医学还认为:忆的过程和脾有关,故有"脾主意"之说。

(2) 意之所存谓之志:存意谓志,指不断思索,形成某种定见定识的过程。刚才的红车很好看,以后争取买一辆? 这就是"志",指志向性追求。故《类经·脏象》曰:"意已决而卓有所立者,曰志。"

《灵枢·本脏》强调:"志意者,所以御精神,收魂魄,适寒温,和喜怒者也。"志具有一定的操控性。《墨子·经上》谓"勇,志之所以敢也",勇猛的基础是志。《墨子·修身》又曰"志不强者,智不达。"可见,志在精神心理活动中占据主导性的核心地位,它可驾驭或操控其他心理过程或活动。

(3) 因志而存变谓之思:志与认知过程有关,亦是认知活动的产物。反复计度(意)思忖,可产生思维活动初步结果(志);而志的反复推敲,则形成"思"。有了志向性追求,人可进行思维活动。而"思维则或迁或改"。识记虽定,仍"复有反复计度"。故《灵枢·本神》说:"因志而存变谓之思。"强调在志向性追求过程中,经反复计度推敲等,遂产生了思维不断深化之结果。

(4) 因思而远慕谓之虑:思维是人脑对外物概括的、间接的反映。思考常离开具体事物,借助形象、概念、词语等,故曰:"因思而远慕"。由近及远,从具体到抽象的推敲(思)过程中,常会伴生各种疑窦和顾虑;故古贤曰"学到疑处方是进"。思,必然伴随着疑;疑不断产生,不断消解;如此,思考才日渐成熟。遂《类经》说:"深思远慕,必生犹疑",这就是"虑"。这比"因志而存变"进了一步,因为在疑虑中"深思远慕",有了深刻反复的思忖、推敲、计度等,思维的结果趋于成熟。这里,思虑过程是不是明显地存在着"流"之状态(flow);不间断的,又似光谱样连续之流动着的过程。

(5) 因虑而处物谓之智:反复思虑后,逐步产生决断。其中,"疑虑既生,而处得其善者"曰智。换句话说,疑虑的产生是必然,有智慧、善思考的理性者在一步步推敲过程中,能达到智的境界。智,是认知的最高阶段。它是建立在前面一系列流变基础上,是个连续的、类光谱样过程。是不是达到"智",取决于处事结果是否"善"。也可理解为据思考形成结论而采取行为对策,是否契合预期效果(善)。

按照中医学的认知:体现在精神魄魂中依次展开的记→忆→意→志→思→虑→智等思维决断过程,是个连续的、逐步向上递进的"流";高级的,一般有了智慧以后能做决断以后就达到智者状态,智者状态就是常人努力一下能够达到的较高阶梯,《黄帝内经》又称其为"贤人",我们大多属常人中的"贤人",我们知书达礼,比一般的没接受过教育者要聪明些,会思考,大多数时间是个理性思考者。

这几大阶段是中华古贤对意识/精神进化的部分描述,它与威尔伯2000年后总结的"精神/意识光谱说"部分重合。问题不在于谁先发现了这一精神/意识之演进过程,而是它原本就客观地存在于人类意识进化过程中。只不过被谁领悟了,谁用什么语言表达而已。其实,这也是有些思想家关注长青哲学,希望从中发现一些重大启迪的缘故!

4. 从贤人、圣人、至人到真人,高阶梯的演进

英国著名学者李约瑟(J. Needham,1900—1995)是顶级科技史专家,他的《中国科学技术史》成为不朽巨著,广为世人称颂。他有个明确判断:养生,是中国古贤所独创的、成体系的认知及实践系统。的确如此,《黄帝内经·素问》篇首《上古天真论》就阐述养生问题,提出了真人、至人、圣人、贤人说。其曰:"上古有真人者,提挈天地,把握阴阳,呼吸精气,独立守神,肌肉若一,故能寿敝天地,无有终时,此其道生"。"中古之时,有至人者,淳德全道,和于阴阳,调于四时,去世离俗,积精全神,游行天地之间,视听八达之外,此盖益其寿命而强者也,亦归于真人。""其次有圣人者,处天地之和,从八风之理,适嗜欲于世俗之间;无恚嗔之心,行不欲离于世……举不欲观于俗,外不劳形于事,内无思想之患,以恬愉为务,以自得为功,形体不敝,精神不散,亦可以百数。""其次有贤人者,法则天地,象似日月,辨列星辰,逆从阴阳,分别四时,将从上古合同于道,亦可使益寿而有极时。"总结了人类进化到高阶梯(常人中的"贤人")后继续呈现出的演进过程。她是从最高级逐级递减的。我们则沿着前述的逐级递增,从贤人、圣人,进化到至人、真人等,展开讨论。

所谓贤人,简单说,是顺从时令气候,注重四时,合乎养生之道,故"可使益寿而有极时"。这里,几个关节点需注意:前述的常人中理性而懂养生者,从合乎常识性的养生之道(目前人们耳熟能详的是"管好嘴、迈开腿",同时顺从时令气候等)开始;能践行这些者,"可使益寿而有极时",即延长寿命(益寿);而有极时(极时,生命极限,约百余岁)。进一步分析,这是中医学强调的养生"第一境界",就是"养形",

注重躯体生理(形体)健康,争取没病或少病。

再上一阶梯为圣人,他们"适嗜欲于世俗之间""行不欲离于世""举不欲观于俗",虽仍未脱常;却"无恚嗔之心,外不劳形于事,内无思想之患","恬愉为务,以自得为功,形体不敝……亦可以百数"。如此,明确可以度百岁(百数)。进一步解读,在前述的养生关注躯体健康同时,还强调了调控情绪(无恚嗔之心、无思想之患、恬愉为务、安顿好心),即注重养心。这显然较单纯养生,高出一个阶梯。

更上一阶梯,为"至人",此系非常人所能及(去世离俗)状态;除要做到前面几点外,重在"淳德全道",遂能"游行天地之间,视听八达之外";如此"益其寿命而强者",接近"寿敝天地",长寿不老(无有终时)之"真人"。其重点则是调养德性,"淳德全道","积精全神",说的都是这意思;即提升至"养性""养德"境界。这是养生能达到的极高境界。表面上是"习已成性",所有好的摄生行为都成其为"性"(习惯),且特别重视道德修养。我们认为:事情远非如此简单,其类似庄周所说"天地与我并生","万物与我为一",臻于天人合一,遂"游行天地之间,视听八达之外"等,都是一般人难以企及的极高之境界。

最后是"提挈天地,把握阴阳,呼吸精气,独立守神,肌肉若一"的真人,其不仅是彻底的天人和合,且寿域无限,"无有终时",同时好"道生",对天道等都能产生某些影响。在我们看来,这只是古人对理想状态的奢望,现实生活中似乎并不存在。

简单说,养生可大致归纳出四大阶梯:养生(注重形体)、养心(调控精神情绪、安顿好心)、养性(好习惯成为"性")、养德(注重价值观提炼,高度的天人契合)。而越是往上层次,往往天人契合程度越高,以至于最高境界就是完全的天人融合。仅以此解释,似乎费解。但如参佐现代心理学新锐威尔伯观点就迎刃而解。威尔伯第九的因果层,是灵-神混合体和"超我体",纯灵性阶段;进此状态,意味着回归自我最深本源;类似于"至人"。第十则是最高的不二/合一阶段,主-客体间、天-人间不存在裂隙;类似于"真人"。可见,结合威尔伯新见解,再来温读《黄帝内经》相关论述,古今之间、东西方之间所见契合,令人叹为观止。且相互参照,能强化双方认知。

说些题外话,今天多数知书达理、注重养生者,都可进入贤人(智者)阶段,大致可活到80岁以上。而历史上孔子、孟子、荀子、庄周等可说是"圣人",分别活到了

73～80 岁（须知，先秦人均仅 30 多岁，这已是高寿）；至于老子和孙思邈，则可归为"至人"。老子有说活到 160 岁，也有说 101 岁，反正他西出函谷关时已是 86 岁，以后不知所终。孙思邈则至少活到 110 岁，甚至更长寿些[1]。至于真人，则无从考证。

（三）东西方精神意识认知之综合

是到了该进行综合的时候了。

1. 中医学关乎精神意识认知之鸟瞰

中医学关于生命的认知，非常繁杂。可借图示，将相关认识综合起来，我们以下列图示表达。其中从左到右可分别解读；而横向同一层面，是有着相关性的。

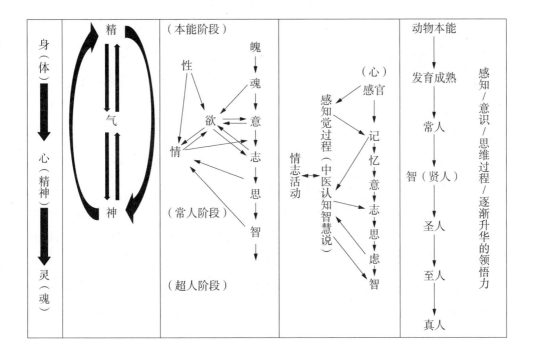

中国人讲生命，涉及身-心-灵三大层次。人们现对身-心关注比较多，还没怎

1　我指导的博士生宋婷曾经专门做过"仁者寿、智者康"的系统研究，得出了德寿律、德康律之结论。她的博士论文取得了五个"＋"的优良成绩，似乎佐证了人的道德品行等与其寿命长短有相当大的关联性。

么涉及灵性问题。身和心，又可简单归纳为精-气-神。精-气-神前已述及，精，指物质性，基本指有形之物，如精、血、液等；气，指功能及其产物；神，主要指精神心理，包括调控能力等。

从本能阶段，到常人，再到超人阶段；涉及动物（含人）的进化及演进；其背后生物学因素则牵扯性、欲、情；同步则关涉到神-魄-魂-意-志等重要精神意识活动；伴随着的是整个意识认知展开过程，既有感知觉等，更关涉记-忆-意-志-思-虑-智之连贯认知过程。如果更宽泛一点，则从动物本能，逐步发育成熟到常人/贤人、圣人、至人、真人等；伴随着思维认知的展开和升华了的领悟力，人们与天地万物越来越契合，最终臻于"天地与我并生"，"万物与我为一"的极高处事境界。

简言之，生命就是这么一个逐步延伸过程，核心是整个精神意识的展开（因为躯体部分人与人，甚至高级动物间差异都不大）。每一阶段都有前期酝酿；多数人都能达到常人阶段；这一精神意识光谱是无间断的。理论上都应再往更高层次走，臻于贤人，趋于圣人，乃至近乎至人等。但是不是能够再往上走，就不仅要看是否有造化？并与是否接受教育？本人认知水平？自我感悟能力等皆相关。

2. 生命展开中的适成相反的两大趋向

值得品味的是，生命展开中经历着两个相反历程：一是不断成熟，认识能力日趋脱离混沌，不断提升，细化，深化，具体化；终于成为常人、贤人、智者，乃至圣人/至人等的进程。如按儒家境界，则是格物、致知、诚意、正心、修身、齐家、治国、平天下之过程。这是个脱胎于混沌合一原始状态，越来越个性化、精致化、成熟化的过程。

与此同时，又经历着相反过程：从最初淳朴混沌而天地和合、"载营魄抱一"的婴儿，逐步发展到远离混沌，有清晰自我意识，天人清晰分离的成人化进程，这是所有人经历的，故曰常人。其中，部分人则进一步演进，在高阶梯逐步复归于天人混沌过程。如圣人以上，至人、真人等便越来越趋于重新合一。那是个反向的"回归"过程。但这并不是芸芸众生皆能经历的过程，只是极少部分人才能企及。如贤人、智者，乃至圣人/至人等进一步演进，就是某种回归。民间历史上就有强调"归朴返真"（刘向《战国策》），老子力主"复归于婴儿"之境界，都有这类意蕴。但这只是高阶梯的回归,是更高层次的"返真"。需指出,前者是求"智"的思维过程,后者求"悟"的感知活动,自是大有易趣。

3. 心身/形神合一,精神意识和脏腑躯体纠缠

需指出的是,中医学强调的特点心身/形神合一,每每把精神意识和脏腑躯体联系起来。如肺管魄,初级的;心管(精)神,综合的;肝管魂,部分高级精神心理;脾管意,意识思维;肾管志,志向性活动。对这一层关系,在《中华医学百科全书·中医心理学》中我们以"心身纠缠论"来描述及表达,确实是比较恰当的。

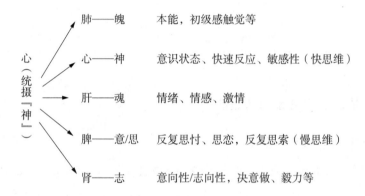

我们早年做过流行调查,结论很有趣:一般情况下,常人是精神意识对躯体影响更大;但一旦身体变差,如一场大病,体质变差,或老了,肾虚了,肾不主志,则可见躯体对精神意识的操控更明显。

其实,美国心理学家詹姆斯(W. James,1842—1910)曾有过类似思想,他既提出"意识流"概念,又力主"情绪只不过是对躯体所发生的变化的一类感觉",后者旨趣类同。显然中医学更系统些。尽管中医理论中充斥着一些猜想和臆测等,但却有助于深化相关认知。

4. 对照:《黄帝内经》学说与威尔伯"精神/意识光谱"说

我们还是借助图表等简洁方式,对《黄帝内经》身-心-灵的体系与威尔伯"精神/意识光谱说"作出比较与对照。

《黄帝内经》的身-心-灵体系		威尔伯的"意识光谱"		外部世界
身↓心↓灵	魄	① 感官与生理本能阶段		感官层
	欲	② 情绪欲力阶段		
	记→忆→意→志→思	③ 奇想阶段	认知智慧	阴影层
		④ 神话阶段		自我阶层
	虑	⑤ 理性阶段		生物社会阶层
	智（智人、贤人）	⑥ 统观逻辑阶段		
	圣人	⑦ 通灵阶段		存在阶层
	至人	⑧ 精细光明阶段		超个人带
	真人	⑨ 自性阶段		
		⑩ 不二境界		灵性层（或宇宙大心）

（四）精神意识关系的新整合

1. 观察精神意识及生命等

前文已提及,世界范围心理学派最多,分歧最大。这是学界一大奇观。对此,不做对错评判。但我们试图借助中医学视域,对此做一新的综合,将各种心理学派或生命认识分支,包括世界主流性相关认识,尤其是中国传统理论,以图表为宜,简要地加以融汇。它们似乎可融于一张图表之中。

2. 需强调综合,杜绝"瞎子摸象"般的碎片化

（1）上述探讨似可得出些粗浅结论,并形成一些初步见解。

① 似乎关于生命/心理/精神意识的主要学说,都可粗略地包容。

② 不管哪个学派、哪个分支,对生命及精神心理问题的认识,都还处于印度寓言说的"瞎子摸象"状态。不同学派/分支都只是借助不同视野,用不同方法/手段,看到的某一局部/断面。因此,首先须注重整体（"意识流"/"精神光谱"）,讲究包容,讲究融通,这十分关键。它也是当前心理学界矛盾焦点及破解难点之肯綮所在。

③ 以身-心-灵为视域,关照相关问题,似乎更有高度,可统摄局部。其中,身-

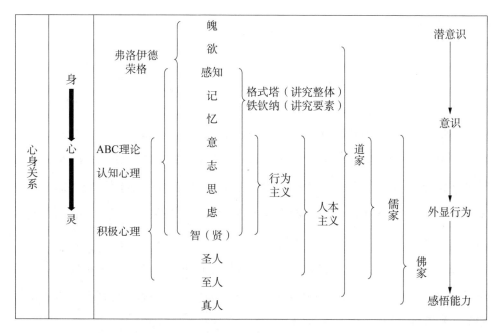

注:各个学说/学派的局部细节没法展开,也许归纳太粗疏了,但要点十不离八九,这有助于综合分析问题,形成相对一致的共性认识。括号里指的是它所涉及的领域或范围等。

心已见前述;灵则是最高阶梯,值得引起必要重视。

④ 细言之,弗洛伊德(S. Freud)和荣格(C. G. Jung)重在关注从最本原的魄、欲等,延续到可见的各种心理/行为,向上延及贤人/智者层次。换言之,是从潜意识、意识,一直到各种外显行为。

埃利斯(A. Ellis)的情绪 ABC 理论则关注从感知到心理行为(智者反应)这一大段;认知心理学与此有所类似,只不过解释角度、着眼点及理论立场不尽相同。

再者,格式塔(Gestalt)心理学与铁钦纳(E. B. Titchener)也主要关注这一段的。前者侧重于整体。格式塔学派认为:心理并不是孤立现象,不能割裂成一个个简单元素,只有借完整的整体视野,才能认识某些心理的具体表现;而铁钦纳则重视心理过程的构成元素及互相结合方式/规律等,他创造了构造主义心理学学派。当然,各自采取方法/手段截然不同,结论自然差异颇大,似乎适成一种对照。

行为主义视野相对较为狭隘,只关注能够计量的行为反应等,相当于从认知

("意")到行为结果("智")。而人本主义、积极心理学等本即有某种渊源关系,它们的着眼点始自"意"(认知),一直延续到圣人、至人(讲究品德、修养、积极价值观)等。

⑤ 如果把宗教及传统文化考虑进去,那么,本土道家与西来佛教关注范围最广,几乎涉及演变中的所有领域及片段,包括真人等。真人本身就是道家术语;佛教有大量类似的,所谓佛祖、观音菩萨等虽是半虚构人物,却与道家能"提挈天地,把握阴阳……能寿敝天地,无有终时"的真人,有着同等旨趣。相对说来,儒家只是从欲开始,及于圣人、至人,相对要狭窄些;从关注领域看,汲汲于始自认知,次则及于圣人区间,且比较在意"意识"到"外显行为"的区间;拳拳于入世的格物、致知、诚意、正心、修身、齐家、治国、平天下等。

(2)应努力避免在讨论精神意识及心理/生命问题时的碎片化倾向。借助意识流、精神意识光谱说等,显然有助于破解这一顽疾。而参照上述涉及的中医学的相关认知及理论,也会大有裨益的。

3. 应高屋建瓴地看待并解决临床难题

中国科技大学的朱清时院士,是位著名的物理学家。有一次讲座中说了一句趣话,引起强烈反响。大意是科学家在科学征程上探讨(隐喻为爬山),爬到半山坡时突然发现佛祖早已在山顶坐着[1]。其实,对人的自身认识(如精神意识等)也同样,对宇宙的许多难题(包括生命领域的),古人已有虽粗疏却不能不说是颇为深刻之睿见,只不过我们有没有胸襟去接受它、消化且细化它,并进一步转译成现代语境,这是个值得重视的大问题。

(1)高阶位的意志/灵性等,对低阶位的精神心理有很强的操控性。马斯洛也好,佛陀、道家、养生家也好,都有类似见解。笔者临床观察中也时不时地遇到这类情景。两个历史案例印象深刻:一是东北抗日联军的杨靖宇将军,是位让日本人闻风丧胆的钢铁战士,最后被日本人杀了。日本人困惑,他是靠什么力量支撑着的,遂进行解剖,发现他胃肠道空空如也,已饿了很长时间,靠的是坚强的意志。不久

1　源自2009年朱清时的一篇学术报告《物理学步入禅境:缘起性空》。其序言说"科学家千辛万苦爬到山顶时,佛学大师已在此等候多时了"。遂引起巨大争议。对此,应借助长青哲学的视野,作出理解。

前去世的著名物理学家霍金(S. W. Hawking),21岁时确诊为渐冻症,属绝症,预测活不过30岁,但他生存意志强烈,创造力惊人,才思敏锐,常人无法企及,不仅活到76岁,且做出世界性贡献。能够解释的就是高阶位意志/灵性等对低阶位肉体及精神心理等的操控作用。笔者临床有太多的晚期癌症患者,能走出困境的,大都有类似情况。

(2)破解临床精神意识难题,从高阶位的意志/灵性等切入,未尝不是一条通路。从上述结论出发,反观当今临床,太多的精神心理情绪等问题,都是低阶位出了问题,低阶位的失序当然需解决,也许有诸多药物及手段等,有的虽有一定效果,却不持久。提升灵性及价值观等,可能更重要,这可能会对低阶位的心身失序起到调控作用。此属另一类的"高屋建瓴"。这问题过于庞大,容日后专门展开。

三、现实篇

(一)《黄帝内经》相关认识的现代评述

本文讨论了《黄帝内经》中的相关认识,对照威尔伯的现代见解,认为存在着颇成体系的精神意识光谱之相关认识,且两者异曲同工,可相互映照。此外,《黄帝内经》的相关认识还存在下列特点。

(1)它是本土的、原生态的(指未经雕琢的)、自洽而自成体系的,颇能说明问题;且可指导日常祛病养生、保健治疗的。

(2)它尤其注重心身互动的相关性,体现出心身之间错综的交互作用,既表现为身→心,也常常心→身。我们曾以"心身纠缠论"加以解释[1]。惜这一过程十分错综,过于繁杂,在此不深入展开。

(3)中医学强调:五脏主五志,脏器都有感受力,都参与了感知及意识形成(内在感知),并形成有说服力而值得重视的理论解释。

(4)"身""心"("形""神")各自有着内在结构和互动等关联性。即心理有心理

1　何裕民.心身缠绕论:生命现象亟需新的视域[J].医学与哲学,2017,7(15):2-7.

结构,生理有生理结构(合理不合理,需不需要修正,那是另一个问题!思路肯定是超前的,但具体表达需完善)。脏腑/形体间的关系常借助五行生克关系来解释。精神意识更为错综些,如认知环节则表现为从"记→忆→意→志→思→虑→智"等的递进关系,类似于"心流"样。

(5)且身-心相互间又你中有我,我中有你;你影响我,我波及你;心身间交融互渗,相互纠缠。

(6)精神意识等"内在"存在"流"(心流,flow)样关系。但此"流"并非简单、单向的,而是错综且多向的,并有多层次的不同特点交汇作用(限于篇幅,上述论述无法展开,可参阅相关论著)。

(7)形神相互间每每病理上可相互影响与促进;纠治上也可互补:即形病可治神,神病可治形;至少形神间可相互弥合,相得益彰[1]。

(二)东西方认知及方法的通融之处及其提示

本文粗略勾勒了精神意识发展的认知过程,既有中国人的(主要体现在《黄帝内经》中),也有西方认知林林总总之钩玄。很明显,东西方两者认知及操作间有可通融之处;且从整体架构(《黄帝内经》的阶段说、意识流或光谱说等)出发,宜提纲挈领,以避免瞎子摸象式的碎片化;且可规避不同学术学派间无意义的冲突及争讼。

分析表明,不同学派/学说只是从不同层面、借不同视角之切入,且各环节切入都有一定的助发现之意义。鉴此,宜奉行拿来主义,统合多种学说、理论、方法等。而在临床实际操作过程中,为了解决现实的难题,宜整合多种学说、疗法等,常常会效果更好些。

而且,理论研究及现实分析表明,从灵性、价值观等高阶位切入,更可能纲挈目张,易于起效,且疗效更为彰显,更持久些。

鉴此,突显了灵性及核心价值等高阶位"神"在心身康宁及生命呵护中的重要性,这也是中医学反复敦嘱的"上工守神论"的真谛所在。接着的话题就是:每一位知性者(也就是智者、欲提升为圣人者)除了关注管好嘴、迈开腿、安顿好心之外,尤

1　本段所述的内容,笔者在《中华医学百科全书·中医心理学》中都有所涉及,可参阅之。

其应注重自我修身养性，提升自身的灵性及价值观等，这才是智者养生大道。

（三）临床应用举隅：从《从心治癌》说起

《黄帝内经》有个重要观点："善言天者，必有验于人；善言古者，必有合于今"。的确如此，上述见解如何当今运用呢？对此，我们曾有过多次讨论[1]。在此，没法系统展开。只是结合临床举隅而谈。

笔者临床主治癌患者，他们每每陷在水深火热之中，涉及死生等生存困境。可以说几乎人人都陷入了精神意识方面的严重困顿，更无须说及情绪、睡眠等异常了。这时，如不拉患者一把，仅仅借助药物想拯救他，没招！故首先强调救人先救心（指精神意识）。这是我40余年来强烈的临床感受。因此，基于体验，2010年我编写了《从心治癌》[2]。这个"心"治，主要是精神意识层面的，首要的是给他生存下去的希望，可以说屡试不爽。当然，在方法上有技巧[3]。笔者认定，其效用没法借神经生理等机制来简单解释，就像没法简单解释杨靖宇将军和霍金等何以神经系统支撑了整个生命体之坚强、执着与稳定一样！我认为，这更为主要的是背后的意志、灵性、价值观在起作用，它对心身功能具有巨大操控性。

其实，每人都有魂，有灵，有意志，有价值观，我认为，这并不是子虚乌有之物。怎么去激活它、诱发它，借助魂/灵/意志/价值观等高阶位的操控性，以帮助扭转临床精神意识、情绪心理及心身之间千奇百怪的各种病态；至少，让心身之间起到良性的协同或加持之功，这是一个崭新的课题，放在每一位智者（包括内科医师、精神心理工作者）面前，值得人们换位思考，另辟蹊径，争取柳暗花明。

与此同时，精神灵性在临床有很多切入点可实施操作，多重切入效果往往更佳，包括认知调整、情绪纠治、睡眠改善等，都有一定价值。只是拘泥于一两招，或疏忽其主要点，很可能事倍功半。

反观临床笔者治疗肿瘤，强调以中医方法为主，但更愿包容所有有效方法，包

1　何裕民.他山之石：临床心理学的本土化，见：谈"心"—中医名家十讲[M].上海：上海交通大学出版社，2018：8.何裕民.正念育心，见：育"心"—中医心理八法[M].上海：上海交通大学出版社，2021：11.

2　何裕民，等著.从"心"治癌——癌症心理读本[M].上海：上海科学技术出版社，2010：4.

3　笔者提出了"癌症心理治疗的十八法"，网络上有相关资料，可以查阅参考。

括化疗、放疗、手术、靶向药、免疫、心理、营养饮食、社会支持、体能锻炼,都可参照运用,它们只是方法而已,为整体目的服务。合理整合,也许效果就可放大或叠加,包括对今天心理情绪及精神意识方面的认知有偏差者,也可举一反三。因为没有比癌患者濒死威胁更大的了。鉴此,还需强调可从各个片段切入,都有意义和价值,但能整合在一起更好。千万别孤芳自赏,更别排斥它法。

虽从不同角度切入都可以,且主张合用,但有个核心点需强调,那就是必须促进心身良性互动,借助多种方法疗愈病症。在新书《中国医学再出发》中,笔者总结了中国医学有着四套疗愈体系,都有价值[1]。要保持健康,纠治病态,须善于运用多套疗愈体系,它们各成系统,各有特点。其中,高阶位对低阶位有统摄作用,遂要努力提升纠治之阶位。其中,明白了身-心-灵的互动关系,就应该致力于提升当事人的灵性(含价值观及强烈意志等),灵对心-身有反哺及操控作用,所以灵是核心;但灵之产生,绝非凭空,又往往赖于躯体,不能不兼顾躯体。故需要综合纠治,加以兼顾。

推而广之,今天纠治所有慢性病都需心身整合,都需心理学等多学科的介入,且因人而异。人与人是不一样的,同为肺癌、同为乳腺癌,此人和那人可能完全不一样;同样心理障碍、同样抑郁,也有不同境遇、不同起因、不同触发因素。主张以统一模式(包括临床指南等)解决不同人身上的病(尽管病名相同)不尽合理。它只是工业化社会主张大规模生产的产物,已不合时宜。每人有每人特点,加上病的特殊性,故因人而异,具体问题具体分析,才是最重要的。但纠治中主张多环节整合,逐步推进,不断提升他的灵性,这也是十分重要的。至于如何提高每个人自身的灵性,这话题很大,容许再作分析、讨论。

(四)对现代重新认识精神意识及心身关系之启示

我们知道,心身关系是人类面临的最复杂关系之一。长青哲学等已给出很多思路,有着种种解释及学说,中医学见解中也不乏可借鉴之处。但科学(指实证)研究却举步艰辛,而近期研究颇有进展,提出了很多新观点,颠覆了一些成见。参照

1　何裕民. 中国医学再出发——复兴时代与中国医药学[M]. 上海:上海科学技术出版社,2023,1. 具体的四套疗愈体系包括:从食物到药物的辩证组方体系、讲究经络的针灸-推拿体系、导引吐纳发展而来的五禽戏及运动康复体系、强调认知合一的健康行为促进体系等。可详细见上述的《中国医学再出发》一书。

一下传统认知,颇有意义。

首先是"心智具身性",这是 20 世纪认知语言/认知心理学的三大成果之一。其核心概念是指人的心智/认知并非经典心理学认定的与身体不相关的(这观点来源自笛卡尔)。而是认为心智/认知等依赖于特定身体结构及身体具有的感知能力/运动方式。此说起源于 20 个世纪 20~30 年代现象学(phenomenology)研究,成熟于 80—90 年代。其实,类同观点中医学历史上就有着,且一直没间断过。诸如形神相俱、形神合一、五神脏等学说中,都既涉及身体,兼及神魂魄意志。如脾主意,既涉及消化及饮食营养的处理,又兼及认知思维等,且两者间错综纠缠,难以区分你我(身心)。再联系到临床上中医学家每每注重调整脾胃以改善全身状态;而近年来特别受关注的脑-肠轴等的研究进展,似乎是可以找到内在密切的关联性。

1994 年,学者达马西奥(A. Damasio)写下了《笛卡尔的错误》一书。对近代启蒙大师笛卡尔(R. Descartes,1596—1650)的某些影响深远的认识,尤其是心身关系之中的二元性等进行了猛烈的批判。的确,躯体和心灵间有裂隙,是自笛卡尔起就成为西方主流性的认知,特别是在医学及心理学领域。它既有益,也有害;有益在于促进了某些认识之具有及深化,有害则在于长期以来令人们割裂了心身关联性以看待复杂的生命,简单化地处理了精神意识及心理等。导致了许多认识之偏颇,如医学领域对精神心理漠视,临床只见病,不见人。

20 世纪中叶,彭菲尔德(Penfield,1948)的脑外科手术促使他发现:不同脑区控制着人的不同感觉及身体运动和语言等,故绘制了影响颇广的人脑相应部位控制图。一时间洛阳纸贵,人们纷纷效从,认定不同脑区与不同感知觉及意识思维之间有着某种确切对应关系。但近期的新研究确认:控制躯体与认知的,是极其复杂地纠缠一起的,而不是一一明确对应的。据此,提出了躯体—认知(身—心)活动网络学说(somato/body-cognitive/mind action network),主张大脑运动皮层有一错综纠缠的"身心界面"。这被誉为改写教科书般的新发现。其实,这些都只是说明相关问题之错综,整体认知之合理性,及借助高阶位认知之重要性。鉴于新发现的有些见解与古贤的认知有某种趋同性,也折射出在这些问题上,研读学习古贤智慧之重要性,完全可做到"古为今用",提升现代的相关认识。

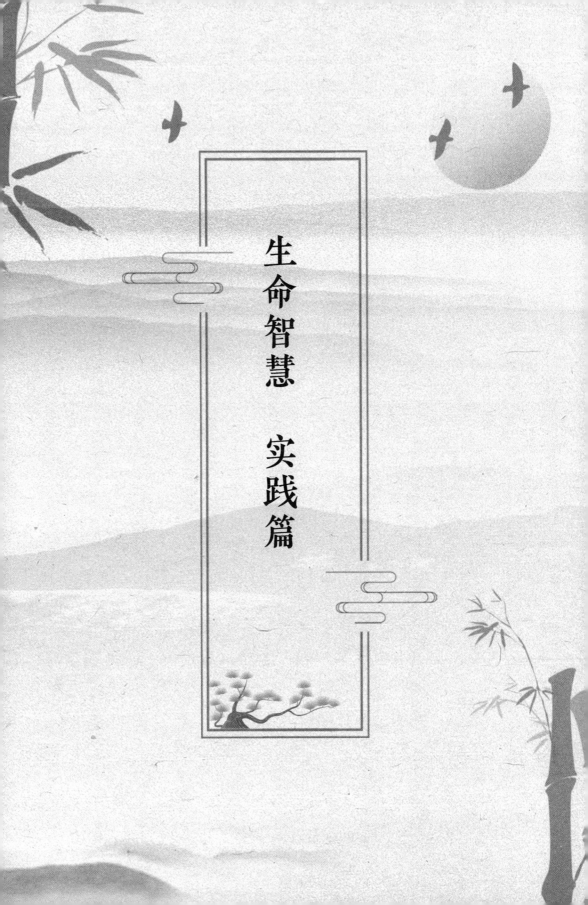

生命智慧

实践篇

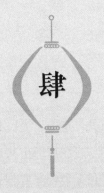

肆

传统文化健"心"

撰稿人介绍

      上海中医药大学心理咨询与发展中心，成立于 2004 年，现有专职心理健康教育教师 3 人，组建心理健康课程团队（22 人）、兼职咨询师团队（48 人），指导 18 个院级二级学生心理辅导站，统筹全校学生心理健康教育与咨询工作。自 2012 年起，连续三轮被评为上海高校心理健康教育与咨询示范中心，以"育心、育德、育人"为根本任务，立足于"防未病"、早发现，坚持"五育"并举，构建科学规范的心理健康工作体系，探索"传统文化＋"生命教育模式，守好生命大门，提升生命品质，稳步推进心理健康教育工作见实效。科研方面，近年获省部级课题立项 1 项，行业课题立项 1 项，校级课题立项 2 项。实践方面，指导学生获上海学校心理健康教育活动季特色项目各级奖项 8 项，连续多次荣获上海高校心理健康教育活动月优秀组织奖。

上海中医药大学成立于1956年，是中华人民共和国诞生后国家首批建立的中医药高等院校之一，是教育部与地方政府"部市共建"的中医药院校，也是上海市重点建设的高水平大学。目前学校有1个校级心理咨询与发展中心，18个院级二级学生心理辅导站；专职心理健康教育教师3人，心理健康课程团队22人，兼职咨询师团队48人。心理辅导站指导教师、站长及工作人员72名。

上海中医药大学坚持"为党育人、为国育才"的初心使命，落实"时代新人铸魂工程"，以"育心、育德、育人"为根本任务，深化学生心理健康促进行动，立足于"防未病"、早发现，坚持"五育"并举，构建科学规范的心理健康工作体系，探索"传统文化＋"心理育人模式，稳步推进心理健康教育工作见实效。

一、工作背景

（一）落实国家育心育德政策的必然要求

国家对大学生的心理健康问题日益重视，先后颁布了系列文件。2018年，教育部党委印发《高等学校学生心理健康教育指导纲要》，提出了坚持育心与育德相结合、教育与咨询相结合、发展与预防相结合，聚焦人文关怀和心理疏导，着力构建中国特色高校学生心理健康教育服务体系，培育学生自尊自信、理性平和、积极向上的健康心态，促进学生心理健康素质与思想道德素质、科学文化素质的协调发展的总体思路。2021年，教育部办公厅印发的《关于加强学生心理健康管理工作的通知》提出从源头管理、过程管理、结果管理、保障管理四个方面综合施策，进一步提高学生心理健康工作针对性和有效性，切实加强专业支撑和科学管理，提高心理危机事件干预处置能力，提升学生心理健康素养。2023年，由教育部等十七部门联合印发的《全面加强和改进新时代学生心理健康工作专项行动计划（2023—2025

年)》中提出,坚持全面发展、健康第一、提升能力、系统治理的基本原则,切实把心理健康工作摆在更加突出位置,促进学生思想道德素质、科学文化素质和身心健康素质协调发展,培养担当民族复兴大任的时代新人。

(二)培养民族复兴时代新人的应然要求

中华优秀传统文化反映了中华民族独特的精神世界和价值追求,体现了中国人民在长期生产生活中积累的宇宙观、天下观、社会观、道德观,为大学生认识世界、改造世界提供了借鉴与启示。

习近平总书记指出:"中华优秀传统文化是中华文明的智慧结晶和精华所在,是中华民族的根和魂,是我们在世界文化激荡中站稳脚跟的根基。"作为中国古代科学的瑰宝,中医药学也是打开中华文明宝库的钥匙。中医药追求的"道法自然、天人合一""阴阳平衡、调和致中""三因制宜、辨证论治""大医精诚、悬壶济世"等医学思想和方法论,共同构成中医药文化的核心价值体系,蕴含了中华文化深邃的哲学智慧,反映了中华民族特有的思维方式,体现了中华民族深厚的人文精神,承载了中华优秀传统文化的丰富内涵与鲜明特征。

当前,中医药已传播至 196 个国家和地区。"三药三方"等有效方剂被多个国家借鉴和使用,屠呦呦因发现青蒿素,挽救了全球特别是发展中国家数百万人的生命,获得诺贝尔生理学或医学奖,为破解全球防治疫病难题提供了"中国方案"。2020 年,我校与中国中医科学院开设联合培养高层次中医人才的试点项目"屠呦呦班",以"宽知识、厚基础、高素质、强能力"为目标,培养真正具有"青蒿素精神"的时代新人。

总体而言,中医凝聚了深厚的中华优秀文化。中医不仅治病救人,还包括身体、心理、社会适应能力与道德多方面,是育德育心育人的重要源泉。推动中医传统文化传承创新是促进学生自我成长,培养身心健康时代新人的重要途径。

(三)解决现实学生生命困境的实然要求

随着社会压力不断增大,大学生的心理健康问题也越来越引起人们的关注。据中国科学院心理研究所、社会科学文献出版社联合发布的《2022 年大学生心理健康状况调查报告》,仅有一半的大学生无焦虑风险(54.72%)。大学生正处于人生的重要阶段,受到外界多元价值观、世界观的影响。随着社会的发展和变化,大学生面临日益复杂的竞争压力,遭遇了更多关乎生死问题、生命意义的迷茫,陷入虚无主义等相关的生命困顿,感到自己的生活缺乏意义,不知道自己的人生目标和价值所在,而医学生群体还会涉及有关生命责任等的困惑。这种生命意义感缺失的问题需要通过有效途径来解决。

虽然学生工作者们一直努力去帮助处在生命困顿中的学生,但也越来越觉得这样的工作难以完全满足学生的需求。单纯从心理学的学科视角和技术优势出发,尽管我们投入大量的精力进行前期的心理科普、咨询辅导等,仍然不足以帮他们走出迷茫,追寻生命意义,从根本上杜绝悲剧的发生。

面对当前"百年未有之大变局",无论是从国家政策的层面,从人才培养的层面和学生心理健康状况的层面,都亟需构建高质量教育教学体系,帮助学生更好地应对丧失和挫折,提高心理韧性,提升生命品质。

二、具体方法与实践

传统文化健"心"关键在于构建第一课堂与第二课堂共促共进、学校与社会互动互生、显性教育与隐性教育相得益彰的教育生态,始终坚持育心与育德相结合,促进学生心理健康素质、思想道德素质和科学文化素质协调发展。

(一)健心之"知":文化理念

知,是一个会意字。从字形上看,左为矢右为口,因此,段玉裁曾解知字说:"识敏,故出于口者疾如矢也。"即认识、知道的事物可以脱口而出。本文讨论的"知"不仅仅是理性的认知,更是一种内在的直觉和自觉,包含了对道德、真理和人性的洞察力,是超越书本知识的深层领悟[1]。

---

1 "知是心之本体,心自然会知:见父自然知孝,见兄自然知弟,见孺子入井自然知恻隐。"(《传习录上》引自《王阳明全集》,第7页)

1. 澄文化：正气存内

"澄文化"取自我校国医大师裘沛然先生所倡导之"澄心息虑"一说。裘沛然是全国首届"国医大师"、上海市名中医,他的澄心息虑思想在哲学界产生了重要影响。澄心息虑是裘沛然提出来的一个重要概念,它是他对于人的内心世界和外部世界之间关系的思考和总结。裘老认为,人的内心世界是一个独立的存在,它有自己的自觉性和独立思维能力。同时,人又处于外部世界的环境中,感受着外部世界的诱惑和压力,感到忧虑和焦虑。这种忧虑和焦虑会干扰人们的判断和决策,导致行为的局限和错误。因此,裘老主张通过减少对外界的过分关注,转移注意力,使内心能够保持平静和安宁。澄心息虑思想就是通过澄清心灵、净化思维的方式,使内心世界能够与外部世界自由交流,并逐渐实现心灵的平静与安宁。

裘老强调澄清心灵的重要性。他认为,人的内心世界常常被杂念、欲望和困扰所纠缠,这阻碍了人们正常的思考和行动。只有通过剔除杂念,澄清内心的不安和疑虑,才能真正地认识自己和外部世界。澄清心灵是一个长期的过程,需要通过自省和反思来不断完善。

在这个过程中,正气极为重要。中医学认为人体的正气具有自我防御、适应、调节、控制、修复的作用,当这些功能减弱或紊乱时,就会遭到病邪的侵袭而发生疾病。这与积极心理学的理念一致,高校心理健康教育的重点更多是发展性的心理健康教育内容,重在提升学生心理素质,帮助学生成长成才。在中医药院校结合中医药特色来健"心",不仅具有高度的可行性,也使得中医药院校的心理健康教育更具特色。

2. 橙文化：未病先防

橙子的形象含有阳光美好、富含 VC、增强抵抗力的寓意。"橙文化"秉承中医"治未病"理念,提升学生"抗逆力"心理素质。抗逆力(resilience,也称心理韧性)意为回弹、恢复力,源于积极心理学领域,是自二十世纪七八十年代在西方心理学界和心理咨询界逐渐兴起的概念,也是近年来国内外心理学界最重要的议题之一。它是个体在面对生活逆境、创伤、悲剧、威胁和其它生活重大压力时良好的适应能力,是一种能从困难中恢复过来的能力。

基于"橙文化",上海中医药大学精心打造一系列特色文化宣传品,取得了一定成效,在校园营造了良好的心理文化氛围。心理咨询与发展中心制作"澄心橙意伴成长"系列手册,如"今天,你想要聊聊吗?"(心理咨询科普),"今天,你考试焦虑了吗?"(考试焦虑科普),"今天,你成为社会人了吗?"(毕业生职场心理科普),每本手册都包含了中医药文化特色心理调适方法,帮助学生应对困境,促进学生自我发展,切实为全校学生保驾护航。

简而言之,"澄·橙"文化秉承中医治未病的理念,与中医药文化中"正气存内,邪不可干"的思想具有高度的一致性和相容性。学校每年依托"澄·橙"文化组织开展心理健康教育活动季,举行近百场慧心育人活动,引近万名师生协同参与,助力学生"心"成长。

(二)健心之"行":跨界协同

"行"不仅仅是简单的行为表现,更是一种内在的实践和行动力。一般的意向或意欲都属于"行","行"不限于身体行为,也包括精神活动,包含了对于道德良知的贯彻实践,可体现在个体日常生活中对于善恶、真伪的坚守[1]。

1. 跨身心:因时健心促发展

大学生因年级不同、专业不同,处于不同的人生发展阶段,面临着不同的心理发展问题,如新生阶段求适应,中间阶段面临多重选择,毕业阶段规划未来等。基于此,从学生不同发展阶段的需求出发,开展多项心理健康教育品牌课程与活动。

(1)《传统文化与大学生心理健康》开课。

学校针对大一新生开设《传统文化与大学生心理健康》课程,为大学生心理必修课增添文化滋养。课程邀请王庆其、李其忠等上海市名中医和业界专家担任顾问,由校党委副书记、副校长朱惠蓉领衔,心理中心专职老师、学生工作队伍成员负责授课,经过导师团专家论证和课程团队反复磨课,确立了"校本化"和"科普性"两大课程要点:不同于其他高校的心理课,本课程以融入传统文化为特色,基于医学院校大学生的特点凸显生命主题;不同于校心理教研室的专业课,本课程的教学从

---

1 "凡谓之行者,只是着实去做这件事。若着实做学问思辨的工夫,则学问思辨亦便是行矣。"(《答友人问》引自《王阳明全集》,第232页)

现实的生活困惑入手,贴近学生实际,具有较强的趣味性和应用性。课程以"润""贴""融""创"为特点,文化润泽心灵,贴近学生议题,融入育德智慧,师生共创发展;内容包括"以德养心,仁爱平和:心理健康与自我发展""克己复礼,和而不同:人际关系与沟通合作"等七个章节,针对大学生群体的心理健康实际问题,发掘中华优秀传统文化中的心理学思想,融合经典现代心理学理论,结合大学生心理健康教育实践活动,促进学生更好地认识自我和健全人格,实现对中华优秀传统文化的传承和发展。

(2)"鲜爽心橙"新生破冰之旅。

学校以学院二级学生心理辅导站为单位,在全校范围内开展"鲜爽心橙"新生破冰之旅活动。从高中步入大学是一个重大的生活转变,新生们面对新环境和新同学,不仅需要自我调整,更需要一个了解彼此、融入大学生活的契机。新生破冰之旅以团体辅导的形式开展,内容结合学院特色,强化趣味性、参与性和合作性。趣味性,指破冰活动重在营造温馨欢快的氛围,以和乐的氛围为主,适当融入教育性,帮助新生们在轻松的氛围中彼此认识、相互熟悉;参与性,指破冰活动旨在提升新生的团队凝聚力,因此,在破冰中每一个团队成员都非常重要,要让每个同学都能有机会参与,同时要求把握"选择性挑战"原则,尊重个性选择;合作性,破冰活动宜安排团体合作类项目,帮助新生班级进行团队建设。此外,新生破冰之旅要求由学院高年级心理委员带领,以在学院形成"学长学姐带学弟学妹"温馨互助氛围。

(3)"新鲜橙"心理委员培训班。

学校对新生心理委员、朋辈辅导联盟成员进行入职培训、系列在岗培训及骨干心理委员高阶培训。新生心理委员培训班秉承"和衷共济·朋辈互助"理念,"和衷"源自2500年前的先秦典籍《尚书》,指人们彼此和谐恭谨、合作共事的精神状态。"共济"则出自2000多年前的《国语》,表示众人借助同一舟楫、共渡江河的行为状态。"和衷共济·朋辈互助"指班级心理委员同心合力共克难关,携手互助迎接挑战。学校设立新媒体平台,及时发布活动信息,为每位心理委员配备工作手册,将其纳入班级干部的统一管理和考核。培训旨在普及心理健康的知识,明确心理委员的职责,增强心理委员的能力。

（4）"橙心汇剧"心理情景剧大赛。

学校定期面向全体师生举办校园心理情景剧大赛，旨在创新并丰富新时代心理健康教育的新方法、新手段、新载体。心理情景剧以戏剧作为载体，将心理成长作为故事内核，展现出一段段心灵成长的历程。它通过巧妙的编剧和精彩的演绎对当代大学生的内心世界与情感需求进行诠释，可使大学生在表演的同时，体验心灵深处细微的变化，使学生的内心世界得以展现，使学生的情绪情感得到释放，帮助学生提升自身的心理素质，更好地适应和享受丰富多彩的大学生活。大赛以直观方式，将大学生微妙的心理活动搬上舞台，再现日常学习、生活中常见的心理矛盾与冲突，这种更加贴近学生生活的心理健康教育方式，有助于在校园弘扬友善的朋辈互助氛围。

（5）毕业季健心跑。

学校在毕业季举办健心跑活动，旨在引导学生快乐运动、健康生活，奔向未来。健心跑鼓励大学生走出宿舍，走下网络，走进操场，建立积极健康的生活方式并关注自身心理健康。健心跑充分体现学校的中医药特色，设多个活动站点，在各个站点引导每支队伍习练五禽戏，趣味十足的任务环节更加深了学生对中华优秀传统文化的认同与喜爱。毕业生们穿着统一定制的各色文化衫，怀揣着对过去岁月的回望和对未来生活的期待，享受跑步带来的愉悦，让运动成为治愈心灵、强健体魄的有效途径。

（6）"澄·橙"系列文创宣传用品。

学校设计制作"澄·橙"系列文创宣传用品，在校园内营造良好的心理文化氛围。精心打造包括橙子 T 恤衫、橙子养心茶、橙子日记本、橙子便签本、橙子文件夹、"澄·橙"环保袋、橙子减压球等系列特色文化宣传品，举例如下：

橙子养心茶。上海中医药大学扬中医特色，倡身心同养，邀中医和心理专家共开方，会身心同养之精神，以茶之形，发药之效。随时令变化，分四季养生，每季推出 3～5 款养心茶和相应的心理调适建议，如春季养肝明目茶、夏季乌梅清暑茶、秋季止咳利咽饮、冬季五味补益饮等。

"澄·橙"环保袋。学校依托"澄·橙"文化设计"澄"、"橙"两个版本环保袋。"澄"版环保袋主色调为绿色，代表平和、宁静。文字"澄心息虑"及右下角的中草药图标体现了"身心同养,全人健康"为导向的"澄"文化。"橙"版环保袋主色调为橙色,代表温暖、阳光。文字"橙意暖心"及右下角橙宝图标体现了上海中医药大学"朋辈互助、积极发展"为导向的"橙"文化。(详见插页2"澄心息虑"的含义)

2. 跨场域:因地健心共建设

上海中医药大学凝聚力量构建"学校—学院—班级—寝室"心理健康教育分级工作网络,完善工作运行机制,筑牢工作防线。传统文化健"心"渗透于大学生成长成才的各个场域,有利于充分发挥大学生主体性,培育一支充满活力、生生不息的朋辈心理辅导队伍。

(1)寝室里的"知心朋友"——培育寝室长。

抓好"宿舍"这一心理健康网络化教育管理最基础一环,培养寝室长对心理危机的敏感度和识别、干预能力,发挥学生寝室心理育人和管理育人功能,促进学生自我管理、自我教育及自我服务,更好地发挥寝室长的模范作用,有效实现寝室的自我管理。

小小的寝室长也能发挥育人大作用。寝室是集体生活的重要场所,寝室长与寝室同学朝夕相处,十分了解和熟悉寝室同学的心理状态和性格特点,有比较深厚的感情基础,在学生发生心理危机问题时,是最容易及早发现异常、并进行干预的群体。同时,寝室关系与大学生心理健康密切相关,和谐的寝室人际关系需要寝室长在其中起协调作用。

(2)班级中的"暖心橙子"——铺设心理委员。

在班级执行心理委员制度,铺设班级心理委员网络,班级"暖心橙子"做"友善种子",力求将心理健康教育工作辐射到每个学生身边。每个班级中设一男一女两名心理委员,依据"个人自愿、班级推荐、辅导员考察、心理专业教师培训"的原则和程序产生。心理委员要求对心理学感兴趣,在学生中有较广泛的群众基础,热心班级工作,具有服务意识,且为人乐观、开朗,心理健康状况良好,善于与人沟通,具有一定的语言表达能力。具体来说,心理委员有五个角色定位。首先是心理爱好者,其次是心理宣传员,再次是心理活动员,此外还要担任心理观察员,观察同辈的心理动向,关注有没有同学处于心理危机之中,并承担心理关怀员的工作,主动关心有需要的同学,为其提供心理疏导和情感支持,如发现同学的情绪负担特别严重,则需转介其到心理咨询中心寻求更多专业帮助。

心理委员制的实施办法分三部分进行。首先是网络铺设,每个班级中都有"友善种子"。其次是人才培养,每位心理委员需先接受12课时的入职培训,经考核合格获入职培训合格证书后才能上岗。上岗后他们还需不断进行在岗培训,以进一步增强专业技能。每年,学院推选出来的骨干心理委员还可参加高阶培训,以帮助他们更好地发挥核心节点的作用。最后是组织管理,每位心理委员配备工作手册,并可通过新媒体平台及时查看相关活动信息。

(3)学院里的"阳光教师"——组建学生心理辅导站。

2009年4月"心理成长营计划"启动,其旨在营造和谐有爱的环境,让成员在团体中学会生存、学会发展、学会关爱,共同面对成长中遇到的问题,克服成长中的障碍,提高人际交往的技巧,促进良好个性的形成,提升心理素质,增强适应社会的能力,发挥个人潜能以达到全面发展的目标。每个学院"心理成长营"设营长一名,由心理辅导员担任;设副营长一名,由学生担任。各学院班级心理委员在入职培训考核合格后,将自动纳入"心理成长营"。

2024年,学校进一步整合队伍,健全学院心理健康工作架构,学院将学生心理健康教育工作作为学院党政联席会议重要议题定期研究、分析研判。建立二级学生心理辅导站(原心理成长营),由二级学院(研究生培养单位)设置和管理,接受学校心理咨询与发展中心专业指导。设指导教师一人,原则上由二级学院(研究生培养单位)学生工作负责人担任;设站长一人,原则上由专职辅导员担任,有相关资质或工作经验者优先;其他专兼职辅导员作为二级学生心理辅导站工作人员纳入工作队伍。二级学生心理辅导站建设须有计划、有行动、有总结,强化统筹协调,促进协同育人。

(4)校园里的"橙子军团"——朋辈心理辅导联盟。

上海中医药大学心理咨询与发展中心,隶属学生(研究生)工作部,负责校级心理工作的规划和实施,指导"橙意暖心"朋辈辅导联盟。这样,从寝室中的"知心朋友"(寝室长)到班级中的"暖心橙子"(班级心理委员),从学院里的"阳光教师"(二级学生心理辅导站教师)到校园里的"橙子军团"(学校心理咨询与发展中心教师及朋辈心理辅导联盟)进行纵深层级铺设,完成整个组织队伍纵向深入发展。"橙意暖心朋辈辅导联盟"设有组织部、实践部、联络部、宣传部和综合事务部5个部门。指导教师与联盟主席共同明确每个部门的职责定位,组织分工,核心活动、常规工作等内容,鼓励各部门间联络合作,开展特色项目,提升每个"橙子"的身份认同感,归属感。构建"上海中医药大学'橙意暖心'朋辈辅导联盟组织机构及职责说明","橙意暖心朋辈辅导联盟标准化流程"等规章制度,力求做到责任明确、均衡优化、沟通顺畅,保证每项工作有章可循,保证每一届学生队伍可持续发展,在继承中更好地创新发展。

3. 跨平台:因人健心扬特色

学校关注学生个性化成长需求,针对性设计育人方案,以传统文化健"心"促进学生全面发展。为弘扬中华优秀传统文化,先后开办"淑女学堂""君子书院"。这两个优秀传统文化培育品牌以拓宽学生艺术视野、提升审美修养,实现"修身润德,美美与共"的内涵式发展为己任,厚植文化自信,增强学生对中华优秀传统文化的认同感、责任感与使命感。

"君子书院"通过深度解读君子内涵的"君子立德"信念教育,开展中医药文化科普、传统文化和历史文化知识讲座、经典著作诵读、武术功法等系列活动,让学员内外兼修,实现新时代杏林君子的德、智、才相统一。"淑女学堂"坚持以美育人、以美化人、以美培元,通过传播经典、传授琴棋书画,提倡礼仪、诗书、茶道等淑女文化课程,培养知书达理、温润恭谦,具有独立自主、坚毅顽强等品质的新时代淑女。

(1)君子书院。

君子书院参与对象为上海中医药大学全日制在校男大学生,以主题培训、汇演展示、实践考察等多种形式加强我校男生传统文化相关的能力素养,提升大学生讲好中国传统故事的能力、培养大学生的沟通交流与合作创新能力,激发大学生对传统文化的兴趣。

(2)淑女学堂。

"淑女学堂"参与对象为上海中医药大学全日制在校女大学生,围绕传统文化、茶艺、旗袍、礼仪等内容以美育人、以美化人、以美培元,以主题培训、实践体验、成果展示等多种形式培育学生发现美、欣赏美、创造美、追求美的能力,引领学生陶冶高尚情操,塑造美好心灵,增强文化自信。

"君子书院"和"淑女学堂"培育上中医学生,承君子之气,习淑女之风,自强不息、厚德载物、内外兼修、优雅自信,成为有理想信念的时代新人。

(三)知行合一,德才兼备

"知行合一"不仅仅是获取知识[1],更是将知识贯彻于实际行动,通过实践来不断深化理解和完善自我。学校构建可持续发展朋辈队伍,形成多个传统文化特色育心模式,让传统文化真正融入学生的行为和思想,拓宽传播覆盖面和影响力。

以习近平《之江新语》中"贵和尚中、善解能容,厚德载物、和而不同"的和合文化理念为指导,建构"1 + N"心理育人实践体系:

1. 知是行之始:和衷共济

"1"代表校级层面,秉承中医"治未病"理念,结合"和合"思想,以心理健康活动季主题教育为载体,内容包括:

"以和养心"知识教育　"以和养德"主题实践

"以和养身"文体活动　"以和养神"咨询辅导

"以和养性"助困帮扶　"以和养气"多方协同

2024 年,建立二级学生心理辅导站,协同团委、后勤保障处、图书馆、博物馆、体育部,将德智体美劳"五育"场景作为开展学生心理健康工作的立足点,创建学校"五育"并举心理工作模式。

广泛开展"以和养心"知识教育。健全心理健康教育课程体系,开展心理健康必修课《传统文化与大学生心理健康》和选修课《大学生心理健康教育与团队建设》教学,充分发挥课堂教育主渠道作用,面向学生普及心理健康科学知识,提升自助、求助的意识与能力。制作展示"和光同'橙',合心同吟"系列心理健康微视频、心理微课,举办上海中医药大学心理知识大赛,通过海报、宣传册及微信号"中医青年"、"微橙心理堂"等网络新媒体渠道,传播心理健康理念和心理保健意识,展示学生积极乐观的精神风貌与健康向上的生活方式,展现上海中医药大学"中医药文化 +"

1　行之明觉精察处,便是知;知之真切笃实处,便是行。若行而不能精察明觉,便是冥行,便是"学而不思则罔",所以必须说个知;知而不能真切笃实,便是妄想,便是"思而不学则殆",所以必须说个行。元来只是一个工夫。(《答友人问》引自《王阳明全集》,第 232 页)

心理健康教育特色与亮点。

全面开展"以和养德"主题实践。开展积极心理教育和校园安全教育,组织生命教育主题市级示范中心培训,举办以心理韧性培养、幸福美好生活创设等为内容的专题讲座、主题班团会、心理情景剧大赛等系列活动,引导学生树立积极发展理念,加强生命安全意识,增强生命价值感、意义感。充分发挥班级心理委员、寝室长等学生骨干和橙意暖心朋辈辅导联盟的作用,举办朋辈互助"活力橙"培训班级心理委员技能赛等,开展同辈成长互助,增强学生互助关爱。结合社会实践、劳动教育等,开展"志愿服务进社区""毕业感恩礼""非遗瓷刻润心田"等生命教育、挫折教育,引导学生提升心理韧性、学会积极适应。总结基于传统文化的大学生心理育人实践成果,搭建上海高校心理育人交流展示平台。

生动开展"以和养身"文体活动。把心理健康教育与艺术、体育、劳动相结合,通过传统文化艺术节、中草药艺术书画与《本草纲目》展等活动,涵养品德,陶冶情操;通过心理情景剧展示、心灵成长故事征文与演讲、阅读经典与感悟分享、心理健康书画大赛、国际学生摄影比赛等,展现学生积极有为、向上进取等精神风貌;通过举办"点亮心窗 润心慧心"歌曲演唱等活动,鼓励大学生唱响心声、唱出梦想;组织开展传统保健体育运动会、"闻鸡起武"大比武、太极训练营、体育社团课等活动,提高学生身体素质与抗压能力;通过"五色健康跑""烘焙健心""香囊手作健心""推拿耳穴健心"等实践体验活动,帮助学生释放压力、愉悦身心、激发活力。

深入开展"以和养神"咨询辅导。开展全校学生心理健康调研,主动了解和关心学生心理健康状态,规范实施心理咨询。开展二级学院学生心理辅导站建设,对需要特别关爱的学生提供有针对性的、个性化的心理疏导。推广962525上海24小时心理热线、宣传上海中医药大学心理咨询网络预约渠道,提高校内外心理咨询资源的知晓率与服务效能,及时为有需要的学生提供心理咨询或必要的心理干预。围绕考试前后等重要时间节点,开展心理咨询活动,帮助学生调适身心状态。开展咨询督导与案例研讨,夯实学校心理危机预防干预工作。深化医教结合,推动建立相关医生参与学生心理问题评估会商工作制度,畅通医疗转介绿色通道,帮助心理疾病或严重心理问题学生及时就医。

集中开展"以和养性"助困帮扶。把解决心理问题与解决现实问题相结合,重点关注和帮扶面临学业困难、就业压力、经济困难、情感危机、家庭变故、人际冲突、网络沉迷等风险因素以及校外实习、社会实践等学习生活环境显著改变的学生,建立完善"一生一档",精准开展"一生一策"。开展"临床医学院减压赋能系列工作坊"。认真落实学生资助政策,开展学业支持行动,提供全覆盖"不断线"的就业指导与服务,及时缓解学生经济、学业、就业等压力,同时,开展心理健康促进,培育学生积极健康的心理品质。各学院面向困难学生至少集中开展 1 次针对性的谈心和指导,将暖心帮扶落到实处。

扎实开展"以和养气"多方协同。面向学校专兼职心理健康教师、辅导员、班主任、教师等,分层分类开展心理专项能力培训,对专兼职心理咨询师,开展专业学习和案例督导。对二级学生心理辅导站相关工作人员,开展家校协同主题学习会。对专兼职辅导员、班主任,开展心理育人培训。对研究生导师,完善导师培训体系强化心理指导能力。对后勤安保及宿舍管理人员开展"生命守门人"培训。畅通家校联系渠道,及时与家长沟通学生的心理健康状况,在学生出现严重心理危机时,适时协助家长送医诊治。用好"上海教育""上海学校心理"等微信公众号资源,营造全校关注心理健康的良好氛围。

2. **行是知之成:博采众长**

"N"代表院级层面,各二级学院、附属医院发挥专业优势,开展独具传统文化特色的实践精品项目。

中医学院"闻鸡起武"品牌活动,作为中医学院品牌特色活动开展十余年,针对新生入学后迷茫、焦躁等心理状态,构建"中医文化 + 体育功法"融合育人模式,以"闻鸡起武"晨训为抓手,通过每周功法训练和经典诵读,将人的全面发展与专业发展充分结合,帮助学生浸润在深厚的中医药文化中培育积极健康的生活心态,在实践中实现育心、育体、育志,培养心态平和、积极进取、身体强健、意志坚定的中医青年。

中药学院"本草心灵驿站"品牌活动,以"文化浸润心灵,朋辈助力成长"为出发点,通过"生命意义"主题讲座、心理微访谈、芳香舒缓乳液手作、中药饮片贴画等活动,以"感知""成长""成长"为关键词来一场与中医药的心灵约会,让中医药文化之美浸润心灵,启迪人心,打磨一支具有一定心理辅导技能的、积极向上的、充满温暖的、团结友爱的队伍。

针推学院"明理—读经—练功"品牌活动,针对学院专业特点,协同导师团活动,通过经典学习、习练功法、耳穴埋豆以及心理韧性、生活适应、职业生涯等主题团体辅导,神形同养,文武兼修,引导学生认识自己、接纳自己,在身心和谐中健康成长,彰显针推学子社会责任与担当。

公共健康学院"正念烘焙,和以润德"心理委员品牌活动,将"正念"与日常生活中的"烘焙"结合,通过正念练习体验,在烘焙中将注意力转向当下,体会到生活的平凡和温暖、内心的平静和充实。帮助学生以"看待万事万物都如初见的心念"去感受生活中的平凡点滴,增加正性情感,实现幸福感提升;同时帮助心理委员掌握情绪晴雨表,也更了解自身职责,成为一名合格的倾听者和助人者。

国际交流学院"WOW橙"品牌活动,针对国际留学生在应对语言障碍、文化差异等挑战的问题,通过"和合心世界,橙暖向未来"系列活动,举办心理讲座、心理摄影比赛、心理团体辅导、手工活动等,聚焦国际学生生命成长,加强人文关怀和心理疏导,引导国际学生树立正确的世界观、价值观和人生观,培养和谐相处的能力,构建和谐的心灵世界。

"1+N"心理育人实践体系聚焦学生生命成长,培育学生自尊自信、理性平和、积极向上的健康心态,促进学生心理健康素质与思想道德素质、科学文化素质协调发展。

3. 心如明镜台:憬然有悟

传统文化健"心"是一次又一次的生命对话,也是一段生命影响生命的旅程。在这里,可以听见动人心扉的生命故事,看见携手同行的真挚情感,遇见朝气蓬勃的生命力量。在这里,莘莘学子从青涩走向成熟,从懵懂走向坚定,从依赖走向独立。回顾往昔,一批批优秀的朋辈心理工作者,播种下助人的种子,成长为参天大树。请跟随前行者的脚步,走进他们,倾听榜样声音,感受赤子情怀。

"橙心实意,微笑比心"小H的生命故事

十多年前,小H担任橙意暖心朋辈辅导联盟首届主要负责人。毕业后的他,曾供职于上海市某三甲医院,现任某高校科室主任。从走出校园又回到校园,小H不忘初心,始终带着乐观心态在服务学生的岗位上发光发热。2018年"橙意暖心"朋辈辅导联盟十周年活动中,他深情回忆往昔,从"小透明,渺小才朴实""累成狗,日子才踏实”"被人骂,生活才真实”"被点赞,人生才坚实”四个角度阐述了自己的生命故事。曾经的小透明已成长为职场中流砥柱,学生时期的朋辈心理工作能够使人树立积极的人生态度并终身受益。(见附录1)

本草艺术工作坊共创分享

上海高校心理委员本草绘画育心工作坊是探索以学生为主体的心理健康教育新形式、新方法的有益尝试。朋辈心理工作者们结合生命思考,拓展审美体验,发挥团队协作能力,共创水彩作品。工作坊聚焦高校朋辈心理辅导学生主体,紧密围绕中医药文化,通过体验式参与(寻本草、绘本草、制养心茶),提升学生对中草药的认知,感受水彩艺术与中医药文化的融合,增强身心同养。小组共创作品及分享见附录。(见附录2、插页1)

三、总结与展望

(一)个人成长

结合传统文化,我校积极开展各类心理健康教育工作。组织学生参加各级各类心理比赛,培育学生热爱生活、珍视生命、自尊自信、理性平和、乐观向上的心理品质和不懈奋斗、荣辱不惊、百折不挠的意志品质,促进学生思想道德素质、科学文化素质和身心健康素质协调发展,培养担当民族复兴大任的时代新人。自2007年至今,共培养了近2000名橙意暖心朋辈辅导员(简称"橙子军"),多年来取得卓越成绩。如2022年获上海学校心理健康教育活动月优秀脱口秀二等奖、三等奖、心理情景剧大赛三等奖;2023年获上海学校心理健康教育活动季优秀心理健康主题海报一等奖、短视频二等奖、三等奖、"润泽心灵 青春绽放"上海高校心理情景剧大赛三等奖。

部分活动学生成长感悟节选:

"参加此次活动最大的感受就是身心得到了很好的放松。当看到很多同学满面春风的排队上车时,我就暗自窃喜这将会是特别美好的一天。我很喜欢参加这样的集体活动,可以自由自在的和大家一起做好多事情,透过巴士的车窗看花、肆意地欣赏一幅迷人的油画、拍照、闲聊……这些看似简单的事情让我真切地感受到世界的丰富多彩和同学们的可爱。那些姣好的花朵和各种动物极大得满足了我视觉和触觉上的享受。总之,就像一个长期孤独的牧羊人去了趟集市,看到了琳琅满目的商品。遗憾的是我没有看到一只守护农场的牧羊犬或是其他犬,这是我出发时所期待的。不过和大家一起烤红薯除草,也很快忘却了。当我回到实验室时,心里是平静和满足的。生活的调味剂尽管占的比例很小,但一定不可缺少。"

(二)团队协同

学校建设有学科依托、专业支撑的高胜任力工作队伍。现有"跨界协同育人共同体——服务学生成长导师团"校级心理导师团团队、特聘心理健康教育专家团队、中医心理专家团队、心理教研团队、心理中心专兼职咨询师团队和学院心理成长营团队多支队伍。持续充分发挥传统文化专家、中医心理专家、心理育人专家的积极引领作用,使其成为学生心理工作的力量倍增器,为上海中医药大学深化开展与中华优秀传统文化相结合的心理育人工作提供了指导。学校协同团队力量将继续立足中华优秀传统文化,进一步创新心理育人途径,强化心理育人内涵建设,提升心理育人效果成效,培育学生理性平和、乐观向上的健康心态。

(三)组织发展

上海中医药大学始终扎根于文化,对当代大学生进行多维度的立体描绘,发掘传统文化尤其是中医药文化的智慧和特色,寻找本土大学生心理健康教育与咨询工作落脚点,建设积极视野下心育实践体系,切实服务于大学生的成长成才。2012年成为上海高校心理健康教育与咨询示范中心以来,连续三轮荣选入列。学校陆续出版《谈"心"——中医名家十讲》中英文版、《育"心"——中医心理八法》等澄心息虑系列丛书(累计发行19000册),多次获得上海高校心理健康教育活动月优秀组织奖、"沪江医教杯"上海市高校教师心理健康知识大赛优秀组织奖、上海高校班级心理委员技能大赛优秀组织奖等多项市级奖项。

未来,上海中医药大学将进一步构建"大思政"格局,融汇育心育德育人理念,以文化传承塑造健全人格,将生命教育融入心理健康,探寻将中华优秀传统文化与心理健康教育相结合的特色之路,增进区域辐射效应,促进资源共建共享,推动学校心理健康服务体系建设,促进学生身心和谐、健康成长。

附录1 "橙心实意,微笑比心"小H的生命感悟

当初我刚担任心理委员的时候,就是班级里面的小透明,班委里面的小透明。在这里,我要感谢小A,让我能站在不同的角度审视自己的心理委员工作。其实总结下来,心理委员的核心工作,就是聊。我愿聊,不管是谁只要想唠就唠;我能聊,同学们聊着聊着就把自己的喜怒哀乐跟我分享;同时我会聊,把开心的不开心的都聊得心花怒放。聊了五年,靠聊天聊成了优秀学生干部,聊到毕业散伙饭大家一起抱头痛哭,聊到时至今日大家都不会忘记大学能陪他聊通宵的小H。

所以我想说,"小透明,渺小才朴实",普通人找准自己的定位也能迎来春天。勿以事小而不为,日积月累,终有回报。

想当初,上海市首届心理情景剧大赛,临时通知准备赛前摊位,一个晚上,我和我家夫人完成了3个易拉宝和一份14页小册子,从文案设计到材料整理到美工设计到完成制作全部搞定。当天的现场展示,我们作为一个成军不足一年的社团首次在市里活动中亮相,并得到一致好评。

我一直觉得,"累成狗,日子才踏实"。丰富多彩的学生工作经历,极大地充实了我原本波澜不惊的大学生活,同样为我踏入工作岗位提供了莫大的助力。忙碌才充实,痛并快乐着,逼一下自己,才知道自己几斤几两!

不知道有多少同学下过临床或者正在下临床,相信大家都有电话恐惧症,特别是遇到一些看似无理的谩骂的时候,一些不太文明的敏感词就脱口而出了。你们猜我挂在嘴边的四个字是啥。我挨骂之后,永远是用"谢谢老师"来结束对话,其实,大家换个角度去想,护士姐姐事无巨细,逐条逐字地核对,不正是在为我们临床实习保驾护航嘛。

所以,我想跟大家分享的是,"被人骂,生活才真实"。重视你,认可你,当你是个可以平等交流的对象,人家才会说你,才会批评你,这才是真实的生活。男

朋友风流倜傥,年少多金;女朋友温柔婉约,千依百顺,这是电影电视小说,不是生活。生活就是充满了苦辣酸甜,才真实,才值得回忆。

首届心理班会大赛,从心理班会这个想法的提出,到我完成整个方案的撰写,只用了两个晚上。所以,当初人送我外号"中国联通",在我看来没有什么事儿是一个通宵搞不定的,如果有,就再通一宵。当年,9人的橙暖核心学生评审团队,评审了全校23个心理班会,保证每场班会2个评委。当初我设计的心理班会除了现场评分之外,还专门安排了前十强的答辩汇报环节和现场分组竞技,真正达到互相交流和学习的目的。现场设立"最佳人气奖",场面十分热烈。整场比赛得到到场评委老师一致好评。

为什么能做到这些?就是有前面小透明的积累、累成狗的磨炼、总被骂的提高,造就了我乐观开朗的性格,让我不断成长。通过被更多的人认可,被更多的人发自内心地点赞,让我对生活充满阳光和自信,让自己的人生更加坚实。

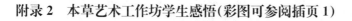

附录2　本草艺术工作坊学生感悟(彩图可参阅插页1)

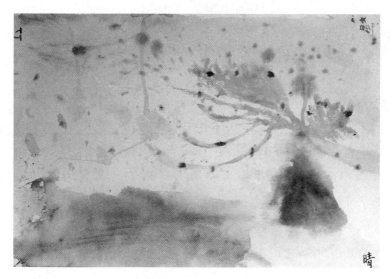

画名　邂逅

　　小组分享:邂逅即没有相约而遇见。画中淡蓝色的天空映衬着金色的晚霞,安宁恬静。一位戴着帽子、身着天蓝色长裙的姑娘置身于一片桃林之中,花瓣星星点点随风飘落,微风中花朵的清香沁人心脾。这是我们的心田,压力和不适来临之时内心的一片净地,邂逅的一个美好治愈之境。这幅画完成之后给人一种梦幻感,整幅画的氛围就是很温柔,整体的效果还有点空灵,那些黄色的点缀会有闪闪的效果,就好像是一座岛屿上的幻境。

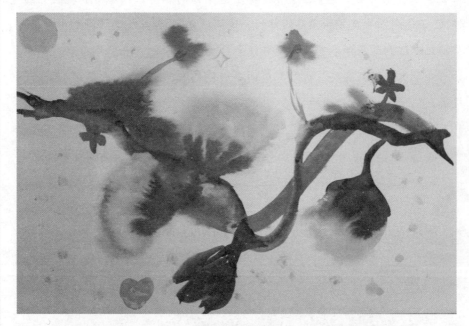

画名　生命的藤蔓

　　小组分享:这幅画我们组一共画了两圈,每圈每人画两下。第一人在纸上点出了三团光,位置比较奇特,继续传递下去,光团被披上了外衣,显得更加稳定,一条河流跃到纸上,将光团分开,光团与河流上,一条紫色的藤蔓带有些许神秘而长了出来,一时间大家不知所措,然后藤蔓开始发芽与光团长到了一起,绿叶包裹上了光,光明与流水,绿叶即生命。我们的藤蔓上开始结果了,充满生命与希望的果子,接着开始开花,扎根再扎根。第一轮结束了,第二轮开始,一切都开始变得更好,一棵小树苗开始生长了,它不停地长大像一朵巨大的花,星星在心中闪烁跃到纸上，月亮也开始向着美景奔赴而来，藤蔓也延伸到了天空，梦想长到了最高最远的地方。

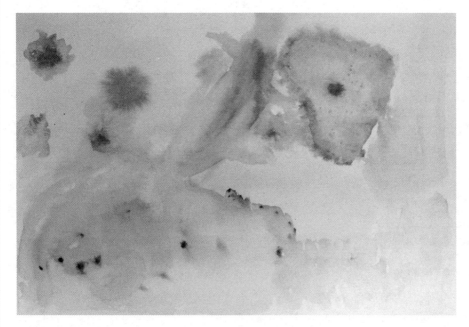

画名　塘鱼戏水

小组分享：第一个同学画蓝色的天空，接着另一个同学以为是海，所以画了个绿色的鱼，第三个同学以为是参天而立的藤蔓，所以画了几朵花，之后的同学在旁边补了几朵小花；第四个同学用蓝色和橘红色填充了背景色；第五个同学为花画上了橘色花蕊。水清则无色透明，能倒映万物，天空岸边花朵，水中莲花等等，这幅画描绘了一个丰富的水中世界，游鱼戏水，主题是"包容"；从另一个方面来讲，可以把绿色的部分看做藤蔓，上有彩色的花，它们生命力顽强，耸入云端。因此，"顽强的生命力"也是这幅画的主题。

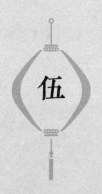

伍

专业课程健"心"

撰稿人介绍

张黎声，上海中医药大学人体解剖学教授，全国优秀教师。曾获高等教育国家级教学成果一等奖，上海市高等教育教学成果一等奖。并荣获2016年上海教育年度新闻人物、2017年上海市教书育人楷模、全国教书育人楷模候选人、教育部首届课程思政示范课程教学名师等荣誉称号。在40年的教学生涯中，他将知识的真理与授课的魅力相结合，逐渐形成了"科学严谨、激情四射、风趣幽默、耐人寻味"的教育风格。

习近平总书记2016年12月在全国高校思政会议上明确提出"要把知识教育同价值观教育、能力教育结合起来，把思想引导和价值观塑造融入每一门课的教学中。要把做人做事的道理，把社会主义核心价值观的要求、把实现民族复兴的理想和责任融入各类课程教学中"。遵循习近平总书记提出的"立德树人"人才培养的号召，同步实现专业传授和价值引领、专业课与思政理论课同向同行，是每一个教师教书育人的核心职责。

专业课程的教学是高校人才培养过程中的核心环节。如何坚持用好课堂教学主渠道，充分发挥课程育人价值，将德育和科学素养培养融入课程，将专业课演绎成深刻的"人生大课"。这就是我今天要跟大家探讨的话题。

我认为一切有利于学生进步和发展的，一切有利于学生德、智、体、美、劳全方位发展的因素，都是课程思政的因素。课程思政与专业课程是否融合得好，主要观察这几点：一是学生是否对教师传递的价值观有情感上的共鸣，激发社会责任和担当意识；二是学生是否对专业课程产生了强烈的认同；三是学生的学习内动力是否得到激发，促进了对学科知识点、知识模块的理解和掌握，拓展了课程的"三度融合"（广度、深度和温度）。接下来我就以生命教育主题的课程思政进行展开。

一、工作背景与问题

我们今天的主题是探究生命，就必须先要了解"什么是生命""生命的本质是什么""生命的存在形式是什么"，进而从中感悟生命的意义，领悟生命之魂、生命之道。

什么是生命？当我们谈及生命时，最先出现的往往就是它的生物学含义。生物学对于生命的定义关键词，第一是"代谢"，没有代谢就是死亡的；第二是"对刺激有反应"，这是我们所说的应激性；第三是"繁殖"，繁衍后代。这三大要素构成了生命的生物学概念。

我们前面所说的是生命,是最容易被固化在意识里的生物学定义。但是生命的全要素仅仅只是这样吗?如果我们换一个语境试试看,生命还可以怎样被定义和诠释?

如果我要把生命观延伸为人生观,你认为这两者之间有区别吗?如果再加上世界观和价值观,或将这三观也都赋予生命的涵义时,你觉得他们之间违和吗?其实并不违和,因为它们都是宏观上的生命观缩写。

我们经常跟学生讨论三观,但我们应该怎么切入他的三观?或者具象一点,怎么可以让他们感觉到三观?就像生命,它是教育中是非常重要的一块,是离不了的背景元素。

我们看不同文化和语境下怎么去解读生命。

不知道大家是否触过"人体解剖学"这个词。很明显,这是个医学名词,也是一门医学基础课程。当你第一次站在人体解剖学实验室的门口时,你的心理反应会是什么?是不是会觉得有些恐惧,有一些忐忑,但又有些许期待?人体解剖学是医学生们最先接触到的医学基础课,也是每个医学生必须经历的一门课。他们在经历这个课之前的心理状态其实和你们是一样的。我们解剖学老师也正是了解和理解并抓住新学生的这些情感和心理状态,对教学环境和教学过程进行精心设计,努力在我们的教学工作中增加一些思想教育元素,使我们这门课的教学真正成为教育工作。

许多老师担心本就不多的课堂教学课时数,如果再增加思想政治教育目标和内容,是否会影响到专业课程内容的学习?其实这是个认识上的误区。即使是专业课程学习也不是仅仅依靠教室空间和课堂时间能够完成的,也会充分利用课堂以外的时间,比如查阅资料、资料准备、讨论、完成作业、预习、复习、翻转课堂的准备、社会实践等。更何况在我们的教学内容本身也蕴含着非常丰富的精神价值。这就是我们说的"三个相结合":课堂内外相结合,校内校外相结合,线上线下相结合。这就能让我们在更大范围内拓展学习的时间和空间,充分利用各种资源,发挥学生学习的主动性和自主性,以期获得更好的教育教学效果。

在人体解剖学课程中,我们有很多关于生命观教育的设计。第一,传递生命观的教学资源库建设,资料库里有遗体捐献志愿者的相关图片、照片、信件等,也有学生写出来的"心路历程",有遗体捐献者的心路,还有解剖学老师的心路。第二,课堂内的仪式流程。仪式可以产生仪式感,就比如说面对大体老师(自愿捐献的遗体标本)默哀,这绝对不仅仅只是一个形式,默哀对心灵净化作用是非常大的。第三,也就是我们课程的"第二课堂",在我们的课堂时间和空间以外还设计了许多活动,比如到遗体捐献者家里访问,邀请遗体捐献者来学校和同学们一起开展活动等。第四,环境建设的设计也非常重要,我们说"十育人"里有环境育人、文化育人。我们布置了遗体捐献文化走廊、纪念园、"大爱"纪念碑、学生作业作品展,包括我们的教学空间也采用暖色调,教室里还养殖绿色植物。使原来让人"冰冷"的环境变得"温暖"。

要进行教育,最好的路径是"有的放矢",要了解你的学生,知道他们心里想的是什么,需求的是什么,然后才能更好地设计我们的教育教学路径和具体的"施工图"。

我们的课程是学生要接触的第一门医学专业基础课,他们会在我们的课程中遇到诸多的"第一次":第一次走进医学课程的实验室,他们会畏惧,会忐忑,会感到"冰冷",当然也会有强烈的期待,有探究感和求知欲。再就是他们将第一次触摸大体老师,第一次用刀在人身上切,那个心理和其他阶段学生的心理特点一样吗?肯定是不一样的。我们将如何化解和利用这些"第一次"?人体解剖课其实还担负着一个非常重要的"使命",就是促进这些刚刚踏入医学院校大门的学生建立起"医学生身份自我认知"。这个感性认知如何建立?就是利用我们的课程特点来引导和促进他们感知生命及其生命存在的形式。

现在的教学媒介丰富多彩,从电化教学到多媒体教学,特别是近些年来提倡的"新医科"理念和建设,大力发展数字化甚至是智能化教学设施和手段,大大促进了教学效率和质量。但是从人体解剖学教学角度来讲,这些都不能替代真正的人体标本。比如VR技术、3Dbody等,都是虚拟的,而我们的遗体标本却是真实的立体,这是任何其他教学媒介都不能替代的。更何况,在解剖实验室里的遗体标本,实质上也成为学生真正的老师。我们经常在上课时候这样讲:"今天给大家上课的有两位老师,一位是我,另一位就是现在躺在手术台上的那位。我只不过是动动嘴,而那位老师却是用自己的身躯供大家解剖,让同学们来真正地了解人体上的每一根血管,每一条神经,每一块肌肉。"所以,我们应该称之为"大体老师",也称为"无语良师"。我们说再先进的教学媒介也不能替代解剖室的大体老师,还有一个非常重要的原因,就是那些先进的教学媒介都是"物"层面的,而我们用"大体老师"来教学,除了物的属性之外,最最重要的是具有非常浓厚的人文情怀,是具有奉献的灵魂的。

在课堂仪式中感悟生命

我们怎样引导学生去感知、感悟生命? 其实学生在他成长的生活过程中早已经以不同的方式接触过、感悟过生命。但是这跟在我们的课程中感悟生命是大不同的,其中最大的不同就是要将学生引导到他们以后作为救死扶伤的医务工作者职业场景中去进行感悟和思考。当然,最好的方式就是引导学生参与到一个特定的情境中去体验,去感悟,去思考。

我们根据对课程特点和学生的心理、情感特点进行细致的分析,对课程的全过程进行了仪式流程化设计,比如上课、下课的默哀,最后一次课的"大体老师告别仪式",课程中间适时参加"遗体捐献追思仪式"等。就拿默哀仪式来说吧,之前是在教师的指令下进行的,几年前实验室设备进行了升级改造,我们也就根据设备特点改进了默哀的程序。现在的解剖实验台是电动升降的,默哀开始和结束的"指令"就改成了由各组组长掌握,同学们自主进行。这就是将原来的制度化转变成了常态化,变成了由他律为自律的行为。在这个仪式过程中学生会进行自我管理,他们会整理衣服、仪态,解剖台面上升和下降的机器一响就是默哀开始的信号,到机器停止后20秒左右仪式自动结束。咱们想一下,在这个一响一静的默哀过程中,你体验到了什么? 在单调的机器声中默哀,心里面在追求一个安静,当机器声戛然而止后这个最安静的片刻,表面上是最静,但此时却能听到一个响声,这就是你的心跳。这个默哀仪式结束以后,就是学生开始解剖操作的环节,你可以去想象那个场景,在那个氛围会不会有人大声说话,会不会有人有过分的动作? 个别学生在开始会有本能的"抵触",认为所进行的仪式是搞形式主义,但随着课程的进行,参与了一些活动,逐渐改变了自己的看法:"可是渐渐的,我真的发现我错了,而且,我的思想也随着仪式过程带给我的仪式感,发生着巨大的改变。"

在课程期间,如果遇到有举行"遗体捐献纪念仪式",我们会适时让正在上课的学生也来参加"迎接大体老师"的仪式。在这个仪式上,同学代表将进行"感恩大体老师"的致辞。实验课最后一节课也有一个大体老师告别仪式。教师和学生一起准备好献花、点燃蜡烛、默诵和敬献自己书写的对大体老师感恩之情和承诺的"感恩卡"。我们也会用陈毅元帅的诗句"捷报飞来当纸钱"来进行适当的气氛渲染:你对大体老师的感恩之情和对他的承诺之言,会伴随着随着大体老师而去,若干年之后他也会收到你的捷报的。

在一系列的仪式和活动中,学生们能够切身体验和感受到遗体捐献者和他们家属的大爱与大义。在他们内心深处,"感恩、敬畏、责任"的情感和内在动力被激发了,他们感悟到了生命和对社会应当具有的责任感和使命感,这比我们老师单单口头上说有效得多。

生命观的敬畏与感恩教育已经落实在我们工作的角角落落。比如课外的一些相关活动,我们称之为"第二课堂"。清明节举办"感恩遗体器官捐献者"的签名活动,每年举办"生命、感恩、人文"主题的学生解剖绘画比赛,并将部分作品陈列在解剖大楼走廊。在教研室课程网页增设了"感恩大体老师"的栏目。

大家猜想一下,当学生们和遗体捐献志愿者在一起交流的场景会是个什么样子的基调?可能大家都以为是肃穆的、稍带沉重的,是灰色调、冷色调的。恰恰相反,这样的场景是暖色调,是在笑谈生活中的琐事,是长辈和晚辈之间的攀谈。这和想象中的情景反差怎么这么大?我们可能没有办法理解。但这恰恰说明了遗体捐献志愿者们的生活态度,他们的阳光,他们的通达,会带动起学生心中的那股暖流。

有一次,我带着两个学生到一位遗体捐献志愿者黄奶奶家里家访,并帮她做好遗体捐献登记书。有个学生大着胆子问,黄奶奶我问您一个问题:你为什么要在百年之后捐献遗体呢?黄琦奶奶微笑着说:"你看,我身上得了七种病,其中两种是癌,我开过五次刀,多少年前就该到那边去了。我的病这么多,到现在还没有死,是医学的奇迹,医生的努力。我在去世以后,遗体也是要火化的,不如就把我的身躯交给医学,也算是为医学做点贡献吧。""你们要好好学习哈,我知道你们解剖是干什么的,你们可以在我身上切错一千刀一万刀,为的就是以后不要在病人身上切错一刀。"场景是温馨的,但学生是流着泪聆听着奶奶的话,他们从来没有经历过这种对待生与死的场景。你说奶奶这种阳光、豁达的生活态度和谆谆嘱咐,会不会影响到学生呢? 我想这比起课堂上的教育,这样的场景对学生的教育成效会更大。

我们在解剖楼精心布置的"遗体捐献走廊"里,有这样一段文字:敬畏逝者,慰藉家属,教育学生。这三条是互相联系、不可分割的。我们最初的认识,就是前两句话,在实践中发现这样的生命观教育,不仅仅是对逝者的敬畏和对家属的慰藉,对学生的教育意义更大。这段文字的最后落脚点也就是要通过我们的态度、情感、行为、仪式来达到教育学生的目的。

在我校的"经穴解剖陈列馆"中,专门布置了我校师生遗体捐献者纪念墙,上面有 20 世纪 20 年代加入中国共产党的老党员,也有普通工人;有全国知名教授,也有我们自己的学生。用他们生前工作和生活的照片以及生平、他们亲自填写的遗体捐献志愿书复印件陈列供前来参观的学生和社会人员瞻仰。这面墙的前面也成为陈列馆观众驻足凝望最长时间的地方。

我们在解剖楼的后面的小河旁,建立了一座"遗体捐献纪念园",并在旁边树立了一座《大爱》纪念碑。当人们站在这个绿草茵茵、翠柏葱葱的环境里,不由得会心生敬畏。这里原来只是想作为我们解剖学课程的一个课外活动地,现在却全成了全校乃至社会的一个重要的人文活动场所。在《大爱》纪念碑的后面,镌刻着这样一段话:"我不知道您是谁,但我知道您为了谁,您让我们知道我们以后要为了谁。"这是我们从学生写的《心路》中取的一句话,里面充满了对生命的感恩,对生命的敬畏和对今后要肩负责任的一种思考,也是最能打动人心的地方。

当学生体悟出了生命的"意",我们还要进一步引导学生感悟出生命之"魂",从而再反思、领悟出生命之"道"。

每个人的生命都有一个长度,这个长度是有限的,简单点说就是活了多少年。这就是我说生物学意义上的生命,这是个生命的"自然属性"。但是在这个生命的长度里面,我们需要关注的是什么? 仅仅是生老病死吗? 显然不全是,但健康地活着是其他一切的基础,这也是我们医学要解决的最基本问题。

人活着,就一定会有自我意识,它被称为生命的"意识属性",是生命的厚度,也就是生命的质量。强调一下,我说的是生命的质量,而不是简单地指生活质量! 它是存在于内心和思想情感里面的生命,比如安全感、尊严、道德、人性、奉献意识、责任意识、内涵和修养等。这本身实际上就是个自我完善的过程,就是"修齐治平"中的那个"修"。

生命还有一个维度,生命的宽度。就是将线性的生命长度尽量增加其宽度,这个宽度指生命的"社会属性"。我理解的生命社会属性是这样:雁过留声,人过留痕。就像雷锋说过的一句话:要把有限的生命放在无限的为人民服务中。你为社会做过了有益的事情,给社会、给后人留下了什么,这是最高层级的生命之魂、生命之道!

这样,将原来狭义的生命观,放到人生观,放到世界观、价值观上考量,做人的格局就大了。

二、具体方法与实践

1. 解剖学第一节课和解剖学第一课

人体解剖学是大学生最早接触的医学专业基础课,我们要在他们大学生活学习的第一时间就要传递出作为医学生的价值观。在解剖课第一节课的开始,我会在黑板上出一个填空题,这个填空题很简单,"我是一个_____学生"。在这种情况下,课堂气氛很轻松,他们的答案一般是大学生、女学生、男学生,很少会有人填医学生。这时候我就开始"抖包袱",很严肃地问:你们考的什么学校,是上海中医药大学,你们为什么不填医学生呢? 顿时前面嘻嘻哈哈的学生会秒停,有的还会低着头。这时候我再次强调,你们为什么不填医学生呢? 接下来就会跟学生分析第一反应不填写医学生的原因:大学生和医学生之间不是等号,而是约等号。只有当你接触到生命的时候,你对自己的第一印象就会变成医学生。而我的解剖课就是接触生命的最开始,上了解剖课你就知道你将来是要做什么的,就会对自己的医学生身份形成自我认定。其实这是我们的精心设计——整个课程的生命主题教育由此开始。

每个医学生都要在人体解剖学课程中接触到遗体标本,也就是业内所敬称的"大体老师"。在上海中医药大学,这些"大体老师"现在全部来自遗体捐献者。我们认为每一位医学生不仅能从"大体老师"身上学到医学知识,还能感受到崇高的品德和人性的光辉。

于是,我们设计了"解剖学第一课",这并不是刚才说的时间概念上的第一次课,而是在学生开始接触遗体标本前的 30 分钟开展的一次教学活动。意味着解剖学课程中"最重要"的一课。旨在传递本课程的核心价值观:"感恩,敬畏,责任",引导学生思考"作为一名医学生应当如何做?"。可以说"人体解剖学第一课"从中起到了价值引领作用,为以后的学习和诸项活动奠定了学习内动力的情感基础。

作为解剖学课程中生命观的初次体验,我们在"解剖学第一课"中设计了三个内容:什么是遗体捐献;用故事的方式引导学生走进遗体捐献者及其亲属的内心世界;作为医学生我们应该如何做? 意图达成三个目标:一是将学生第一次接触遗体标本,或第一次自己动手进行解剖操作时,受传统死亡文化影响,对遗体标本产生的恐惧心理转化为对"大体老师"的感恩之心。二是从"人"的角度诠释"作为大体老师的遗体标本",诠释大体老师生命的特殊存在方式和意义,引导学生从即将成为一名救死扶伤的医务工作者角度,开始体验自己对待的是"人"而不仅仅是标本。对生命的敬畏和尊重从每一个动作、每一句语言做起,期望由对"大体老师"遗体标本的敬畏之心,外延出对生命的敬畏之心,对"医疗制度和规则"的敬畏之心。三是体验和感受遗体捐献者及其亲属的大爱大义,使学生获得感受,形成内心的感动,促进将其转变为自觉的学习动力。进而形成"感恩社会,肩负责任"的道德情操。

从时间分配上看,解剖学第一课只有短短的 30 分钟,只能算是"微课",但对同学们现场的即时心灵震撼和冲击以及后期效应远超我们的预料。我们针对该教学行为的有效性进行了研究,在积累的数百名学生解剖操作课后实验报告中自发附加的心得体会里观察到,几乎每个同学都表露了对大体老师的感恩之情,有许多学生明确写出"解剖学第一课"对自己情感以及对操作和实验的影响以及对今后职业和人生的思考。有个学生写道:"这是医学人文的第一课,是尊重生命的第一课,是我们未来行医之路的第一课。"连续两年在 4 个班的局部解剖学课程完成数月后,让学生以课程评价的形式排序列出 5 个印象最深的"事件"。大部分同学在前两位此列出的是"解剖学第一课"或其中的某些感触深刻的细节。通过对学生在接触大体老师实验过程中的行为学观察和分析,包括对实验室规章制度的遵守情况,在实验过程中对实验标本和大体老师的尊重等细节情况,对解剖操作规程的理解和执行情况,学习态度等,都获得了比较满意的效果。

现在的学生不喜欢教师用"说教"的方式对待他们。在涉及"遗体捐献"相关理论和具体知识、"遗体捐献的意义"等理论性较明显,也比较抽象的内容时,我们的课程采用"以情感人"的方式,用长期收集的来自遗体捐献者及其亲属的那些感人事例,以图片、信件、视频等原始资料的呈现,以及学生们自己的亲身感受、体会和感悟等来诠释什么是移风易俗,什么是大爱大义,什么是生命的延续,进而引导学生"我们应当如何做?"的思考,使这些比较理性的内容不仅要走"脑",更要走"心"。

我们课程的思想政治教育是需要老师们精心设计的,需要我们建构一个良好、有效的传递价值观的平台。除了教学设计之外,还要有意识地进行思想设计和情感设计。也就是说,怎么更有利于促进学生正确的三观内化就怎样设计。就像我们课程中核心价值观的三个关键词:感恩、敬畏、责任。我们要让学生知道感恩什么,敬畏什么,要清晰地知道自己所需要承担的责任。

同学们在课后坦率地说,自己眼中"人体解剖学"这门课程的精髓,就是我在课上反复强调的一句话:"哪怕知识最终被遗忘,但在人文思想方面特别是对生命观的认识是不会被忽略的。"

这所有精心设计和实施的工作,就是一个目的:进行生命观的教育,在医学生的心中种下敬畏生命,感恩社会,心系责任的价值观种子。

2. 一段遗体捐献志愿者的亲身经历分享

诗朗诵:《生命的延续》

这是一份普通的表格

谁都能领取、填写

这又是一份特殊的声明

因为它承载着生者对于身后事的承诺

2000 年 2 月,乍暖还寒

上钢却推出吹拂起阵阵春风

八位社区志愿者真诚的请求

将上海市首家遗体捐献联络站的站牌镌刻在所有惊奇的目光中

步履蹒跚的老人来了

年过不惑的中年妇女来了

从党员到普通市民,从健全者到残疾者

他们一个个捧着那颗无私的爱心跨进了这个神圣的大门

这是 2003 年浦南文化馆的黄老师在采访了街道遗体捐献志愿者以后创作的诗朗诵。当时她来我所工作的街道采风,我作为居委干部陪着居民侯妈妈来参加这个座谈。在听了遗体捐献志愿者的故事之后,大家异口同声地说我们要把最后的奉献交给医学事业。

退休医生说,我做了一辈子医生,将来要把遗体交给最钟爱的医学事业。抗美援朝老战士说,当初上战场我们从来没有一点犹豫,现在参加遗体捐献也一定要冲在前头。残疾人说,我是个残障人士,是党和政府的关心让我有了固定的工作,现在我有一个完美的三口之家,对党的恩情无以回报,我要参加遗体捐献表示我的心意。

2003 年,我随着上钢剧社在浦东新区就这个诗朗诵巡演了十场。别的街道都是唱歌跳舞、戏剧、滑稽戏,但当我们这个朗诵在台上出现的时候下面是鸦雀无声,我就感觉我做的事是对的。

当初在听完采访以后,我当场表示要加入他们(遗体捐献志愿者)的行列。但是事情远不像我想的这么简单。我在北京的母亲因为年长不理解,幸好我的姐姐理解我,经常在母亲身边告诉她遗体捐献的重要性,我那开明的母亲终于不再坚持阻挠我进行遗体捐献了。

在领到表格需要家属签字时,我又遇到了麻烦。我的爱人不反对但也不给我签字,后来我才知道,他是不愿意违背我的初衷又不舍得为我签字。最后是女儿为我签字,使我如愿以偿,之后我在我周围向大家宣传遗体捐献的重要性,于是有更多人参与到这一队伍中,其中我们居委现任主任一家五口都参加了,她父亲已经实现了遗体捐献。

之前我特意征询了我们街道的红会干部，他说 2023 年 5 月 31 日为止，我们街道有 296 人在册，178 人已经实现了遗体捐献。我觉得在上钢，我是很幸福的，因为我们有这样一个团队。

之前我上山下乡过，做过赤脚医生。我在团卫生院实习时看到个别年轻的医生因为少有参加遗体解剖的经验，对人体的内部了解不透彻，手术时无意给患者带来不必要的痛苦。

我听到遗体捐献志愿者说了以后，我就想一定要参加。我的一个心愿就是参加遗体捐献。我们情愿在我们身上割千刀万刀，也不要在病人身上错割一刀啊。

每一位生命都在影响生命，每一份奉献都在默默传递爱的延续。2002 年 4 月 23 日，我在上海红十字会签署了遗体捐献同意表，2015 年我先生也参加了遗体捐献登记。对于这件事我一点都没有犹豫，我的遗体归属选择了上海中医药大学。我觉得我这个决定无比正确，感谢上海中医药大学对大体老师的尊重，能为医学事业做些贡献，那是我们最后的愿望！

[尹一（音）口述整理]

三、达成目标与成效

学生感言汇总

——"之前提到解剖可能印象就是电视上看到的或是听说的，解剖很恐怖什么的，甚至很多学医的同学跟我说过对解剖有很深的心理阴影，对解剖害怕，而在看到张老师的课之后我对解剖的感受最深的却是温暖，就是因为这些遗体也是我们的老师，我们的大体老师。心里的柔软因为这么多位大体老师而触动，尽管我们不知道很多人是谁，但我了解到了一部分遗体捐献者的故事。经过这堂课再提到解剖，第一感觉是温暖，第二感觉还是害怕，我不怕那些电视剧别人说的恐怖，我怕的是我作为一名医学生，我会出错，我会对大体老师们犯错误，我害怕我作为一名医学生，能不能够去拯救那些被病痛折磨的人，我害怕，我作为一名医学生，能不能真真正正承担医学生的责任。但因为这些大体老师的故事，我有了坚定的信心，大体老师,我不知道你是谁,但我知道你为了谁,你让我们知道我们以后为了谁。

我是谁？我是一名医学生,就像上海中医药大学学生誓词里写到的那样,从今天起,我愿把我的一生献给医药科学事业。怀着感恩之心、敬畏之情、责任之感,为了患者,为了这些温暖的人不畏挫折不断前行,因为我是名医学生。"

——"我们知道自己活着,也分辨得出活物与死物,但这尚不足以称得上是理解生命。张老师的解剖课,不只是教学生解剖的技能,更是教学生以生命的意义。这是解剖课,亦是哲学课,张老师以海德格尔向死而生的方式,通过引导学生与大体老师和遗体捐献志愿者接触,让学生思考生命的意义。

张教授还带领学生前往签署遗体捐赠协议的捐赠者家中拜访,不仅是为了表达对捐献者的感谢,更是为了给学生们上一堂实地的课程。有些知识是在书上学不到的,那就是人性的善良与温暖,只有自身经历过才会懂得每一堂实验课的可贵,这是一种直达内心的生命感悟与震撼。作为一个医学生,我们一定要时刻谨记的就是,我们面对的不是冰冷的机械设备,坏了修修就可以了,这些都是活生生的人啊,每一条生命都值得我们去敬畏。张教授用另一种方式在课程的一开始就让我们明白这个道理,明白医者仁心,大医精诚,敬畏生命,不忘初心!"

——"医学生是最接近生死的群体,可是,我们还太年轻,每当谈到生死之时,总会感慨万千,生死,终究是看不淡的门槛。在生死面前,有人逃避,有人承担。没有接触到生命,就不会知道生命逝去的那一刹那,是多么的不舍和珍贵。正像张老师在纪录片中说的那样,他没有做什么,只是让学生看到那些他们应该看到的,直面生命,亲手抓住那些该他们承担的责任。他是一个引路人,可诠释的是师道的真谛,让每一个学生都将责任根植心中。在解剖课结束之时,我满腔泪水,向我的大体老师立下誓言:"你们的使命,我用一生来还。"

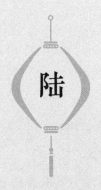

陆

生命教育健"心"

撰稿人介绍

姚玉红,同济大学教授,教育部高校辅导员名师工作室主持人,上海学生心理健康教育指导专家委员会委员,上海市高校心理咨询协会副理事长,上海市心理咨询与心理治疗专业委员会委员,上海市心理学会心理咨询与治疗专业委员会副主任委员。中国心理学会注册督导师,中国心理卫生协会督导师,中国心理卫生学会临床心理咨询与治疗专委会委员,主讲课程多次获得省部级、校级精品课程称号。主持省部级课题6项,参与国家级课题4项,发表核心期刊论文十余篇。有译著《青少年家庭治疗》,排名第一编著《你好,生命》《女性心理素质修养》等。曾获首批"上海市阳光学者""上海市心理卫生先进个人""全国高校辅导员网络培训专家库成员"等荣誉奖励。

同学,你今天过得开心吗? 辛苦吗?

这样一天天地过日子是你期待的样子吗?

来世间一趟,怎样的人生历程会让你心满意足? 会让你觉得不虚此行?

如果重来一遍人生,你希望哪里会有所不同? 如果没有不同,那是为什么? 如果有所不同,具体希望哪些地方有所不同呢?

当你听到上述一个又一个问题时,你会感觉怎么样呢? 是不是有种灵魂叩问的感觉? 生命教育就是这样一种直视和反思生命状态、生命质量的学科,可以为心理健康教育提供更宏大的视野、更高维的视角和更深刻的引导。

一、生命教育的概念及发展

生命教育(life education)作为一种教育理念已有两千多年的历史。堪称中外教育鼻祖的古希腊苏格拉底与中国孔子,都曾不约而同地强调教育的目的在于引导人们修养身心、省察人生,全面提升作为"人"的生命品质和价值内涵[1]。

生命教育是个系统工程,应在学校、家庭、社会多场域联动展开。前工业时代,生命教育基本归属社会教育和家庭教育范畴,学生们会在日常生活和玩耍中自然掌握到生命教育的大部分内容。但到了工业革命时代及当下的信息科技时代,随着社会分工的高度精细化发展,人们需要更长时间学习各种知识和技能,需要学习的内容呈天文数字般增长,升学就业等功利性目标成为压倒一切的需求,社会教育和家庭教育的功能因此有所式微,生命教育得以开展的时间空间都不断被压缩,需要纳入学校教育来进行系统纠偏和补足。

文献中的生命教育正式起源可以追溯到 1920 年初美国开展的自杀预防,主要

1　何仁富.生命教育十五讲[M].北京:中国广播电影出版社,2018.

研究人类对死亡的态度,等到 20 世纪 60 年代,美国社会中青少年吸毒、自杀、他杀、性危害等现象高发,生命教育作为一种被现实倒逼的教育应势而生,学者华特士(J. D. Walters)正式提出生命教育的概念并付诸实践。华特士不仅是一位教育理论家,更是一位教育实践者。他在美国一手创建的阿南达村教育学校("阿南达"为印度文,意为"喜悦"),至今仍在世界范围内活跃着,国际生命教育网站(https://eduforlife.org)也是在此基础上建立的。

华特士认为,学习需要运用身体、感受、意志和智力等多方面的路径,而教育的根本目的应在于帮助年轻人未来的幸福生活做好各种准备。四个学习路径的排序别有深意,首先是身体,然后依次是感受、意志和智力,符合人生理性成长的发展规律,身体和情绪感受为先,意志和智力其后。成人后的教育需要整合多方面的路径,用生命来投入多元化的学习,在学习中充分调动身体、感受等要素。

1970 年后,英国、德国、加拿大、澳大利亚、日本等发达国家也陆续在学校里开展各具特色的生命教育,回应青少年生命意识缺失的问题。回顾整个学校的生命教育,其作为独立的课程科目不过百余年的历史。大体上经历了由死亡教育起步,到生死教育、生命教育的发展过程,引领学生以感悟生命、理解生命、关怀生命、珍惜生命、敬畏生命、超越生命等为目标。

我国台湾地区从 20 世纪 70 年代开始推广死亡教育,大陆地区的高校生命教育正式起步于 80 年代中后期,旨在针对现代教育因工具化、技术化、过度理性化等反生命倾向导致的缺失,主要实践路径包括课堂教学、主题活动、课程交叉渗透等,依托各省市、各学校的自主性发展,发展至今并没有全国统一的教学大纲,但已基本具备相应的教育理念、思想、策略和方法,且贯穿大中小学各个教学段,与学生们的心理健康、人格成长、价值引领等紧密关联。

二、高校生命教育的现实需求

匈牙利作家海勒在其著作《日常生活》中提到,社会越是处于高速发展变化的时期,其模式规律越复杂,习得过程也因此更加漫长,效率也越显低下。在静态的社会中,获得日常生活最低限度能力的任务在走向成年时就已告成。相比较而言,社会越是处于动态之中，规律关系越是偶然，一个人需要努力学习确保自己拥有足够生存能力的时间就越持久，而且必须拥有在必要处"变速"的能力，以适应社会重要领域中的任何一种变化。他终生的日常生活是同世界锐利的"锋刃"所进行的搏斗。

聚焦大学生群体，我们不难发现，百年未遇之大变局中，青年学生们的日常学习生活中既拥有前所未有的发展机遇，也面临很多由竞争压力、虚无主义或功利主义带来的生命困顿。2020年暴发的新冠病毒感染让人猝不及防，将生死问题、生命意义、生命责任等困惑摔打在每个人面前，青年学生们格外真实和贴近地感受到生命的脆弱性、未来的不可控性、生命意义的不确定性等问题，却匮乏相关的知识储备和亲身体验。他们大多出身于和平年代、成长于中国经济高速发展时期、疲于完成中小学繁重的升学任务，对于上述严肃而又迫切的生命议题少有机会进行系统学习或思考。2021年7月教育部《关于加强学生心理健康管理工作的通知》中强调，高校应开设心理健康教育必修课和更具针对性的心理健康选修课，安排形式多样的生命教育，切实培养学生珍视生命、热爱生活的心理品质。

生命教育是贯穿终身的过程，高校生命教育应基于中小学生命教育的基础之上，既有连续性又有进阶式，与大学生的身心发展规律和需求相匹配。比如小学生更注重切身体验，中学生更偏重体验和反思，而大学生则更偏重系统的抽象思考。此外，大学生不仅需要学习理论知识，也需要思考"我是谁""我来自哪里""我要到哪里去"等生命本源、自我认同等问题，需要在关注自我的同时理解他人、社会、民族和世界。时代的飞速发展已经让年轻人从祖辈们"如何活下去"的困窘中跃升到"如何活得好"的挑战面前。

值得注意的是，大学生正处于青春期晚期和成年早期的人生阶段，面临身心成长、人际关系探索等诸多挑战，而身处中国的高速发展转型期又会不断生产出新鲜的课题，一些课题甚至令老师家长都倍感陌生，他们亟需在步入社会前学习，比中学提升一个高度，去重新审视生命的价值和意义，改换一个视角去唤醒敬畏和热爱生命的意识和体验，学习在生活的日常和无常中找到生存的价值、蓬勃的生机，体验坚韧而美好的生活。反之，如果身为大学生，还只是接受埋头学习知识技能的高等教育，缺乏与社会快速变迁相适应的生命教育引导，就会对大学独立生活中可能遭遇的复杂生命时间倍感迷茫或困惑。更有甚者,热情波动而理性不足的青春能量有可能会成为恶的力量而引人误入歧途[1]。

因此,高校的生命教育需要发挥其学术优势,研发基于多学科背景的生命教育课程体系,在帮助大学生与时俱进地提升认知能力的同时,引导他们利用好相比于中学更自由灵活的时间安排,投入到更多实践型课后作业之中,去深度体悟和深刻思考系列生命的议题。与此同时,多学科的融合贯通也将有助于形成校园整体的生命教育氛围,润物细无声地沉浸式地应对部分学生生命意识薄弱、生命动力不足等难题,推动其自主性地建设更佳的生命状态。

三、高校研发生命教育课程的基本思路

1. 教育目标方面注重知情意行一体化

生命包括物理生命、关系生命、精神生命、社会生命等等层次,这些不同的层次必然带来生命教育目标的不同层次[2],如递进关系的目标(如从安全到发展到超越)、并列关系的目标(如认知、态度、技能三维目标)等。

个体是知情意行的综合体,需要从情绪情感(情)、动机意愿(意)、认知信念(知)等方面综合理解每个行为(行)的来龙去脉和互相影响,即"我不一定赞同你,但你这样想/这样做一定有你的道理,我愿意开放地听一听、想一想",而非停留在简单的对错优劣评判。这种理念启示生命教育须将静态的目标视为动态的成长过程,不是按照绝对正确的某一种标准去硬性改造学生当前的生命状态,而是在接纳和理解的前提下促进知情意行一体化的整体改变。生命的活力更体现在渐变的过程当中,"想通了"并不代表"做得到",陪着学生打通知情意行的多个路径,历经真实曲折的过程才能最终达到"知行合一"的最终目标,也只有这样的立体而充盈的改变,才能带来更为自然而持久的成才、成熟和成长。

1　钱理群. 钱理群文选[M]. 北京:中国大百科全书出版社,2009.
2　张培. 大学生生命观问题调查与对策研究——基于河南省7所高校大学生生命观的问卷调查分析[J]. 河南大学学报:社会科学版,2021,61(3),6.

2. 教育内容方面兼顾学生共性和个性

生命涵盖从出生到死亡的全过程,期间每一次生命活动的质量共同组合成为生命的整体状态,而生命教育就是关怀学生的每一次生命活动,追求个人价值、社会价值和教育自身发展价值的统一实现,其中兼具学生成长需求的共性和个性。鲜活的生命教育应重视归纳学生们共性的成长规律和个性化的真实困惑,"成长无小事"。成人眼中可能的琐碎小事、无谓纠结、"精神内耗",都可以改编成既有共性又有个性的案例,因为贴近学生的实际生活,容易让学生产生代入感,愿意花费时间静心讨论人生大道理、思考生死大议题,步步深入直达理论剖析和实践应对。案例的共性化有利于总结学生们遇到的典型问题,而个性化则能提供细腻入微的生活细节,二者有效结合,得以回应学生成长中的真实关切,关心每一位学生的个性化生命。因此,这类基于案例式的教学内容设计相比较单纯的理论讲授更具生动的说服力和影响力。

3. 教育主体方面发挥多元化的主体作用

有研究认为,当前的生命教育漠视学生的主体性作用,面对生命的宏大命题应发挥教师-学生的双主体或主体间作用,也有助于解决师资队伍困难的问题。大学生当下所处的生命发展阶段仍未达到独立和成熟的水平,发现和激活其潜在资源的前提是理解和接纳。"生命关怀"不是单向实现的活动,而是有赖于平等对话的交互关系才能发生。以"珍惜生命"的主题为例,教师可以在理论授课之外,启发学生自己从问题出发,去自主发现突围生命困境的方法,教师不必固守权威的角色,可以和学生开放讨论感到困顿绝望时,可以怎么帮助自己和朋辈互助。课堂中因地制宜地设计多种师生、生生互动非常必要,课后让学生完成一些创新性的观察、体验、实验、实践也是发挥学生主体的好方法。

4. 教学方法方面重视体验性设计

传统的生命教育教学方法以课堂讲授理论或零散的活动设计居多,而心理健康教育的教学方法重视系统的体验性,心理学实验和团体咨询、团体辅导或个体心理咨询中互动技术较为成熟。大学生群体热爱思考,但缺乏接触社会的充分体验,常会遇到"道理都懂,但没法用"的挫折。生命教育指导学生如何利用校园里、课堂上的有限场景,带给学生更多借此促进"理性认知(知识学习)-感性体验(校园实践)-反思认知(深化思考)-知行合一(拓展实践)”的体验式学习,是实践中的重要难点。除“了解、记忆、掌握”的教学目标外,生命教育过程中“思考、质疑、体验”的经历可能更重要。回味悠长的学习“后劲儿”更能让学生受益终生,课后还能继续阅读、思考、写作和讨论[1]。

四、一例课程总体设计简介

以同济大学为例,学校 2020 年开始推行以公共选修课为平台的大学生生命教育,目前包括线上慕课《大学生生命教育:生存生机生活》、线下课程《生命的省思——如何过好这一生》等多个版本,截至 2023 年已经发展为全校特色选修课,在两个主校区最高一学期共开设 10 个平行班,其课题研发连续三年获上海市教育委员会专题立项支持。

整体课程设计以心理健康教育的学科理论为主要依据,通过逻辑思考的理性提升和具身体验的感性激发,引导学生们经历一个复杂的整合性学习过程,让有所感悟的部分逐渐内化、沉淀、生根、延展,最终指向知行合一的成长和成才。课程共计 16 课时,1 学分,内容适用于全校本科生、研究生各个年级,不需要任何心理学理论基础作为选修条件。

课程内容的研发经过课前搜集、课堂实践、课后研讨(如图 1 所示),优化为 8 大主题:生命的价值、生命的成长、生命的传承、生命的孤独、生命的联结、生命的韧性、生命的消亡与生命的选择(关系架构如图 2 所示),每个主题都包括理论要点讲解、课堂实践体验和课后练习任务三个板块。大学生群体的思维特征和知识架构需要理论要点的提炼和升华,生命教育的性质需要体验性的课堂实践互动来领悟和反思,课堂教学的内容则需要通过精心设计的课后任务来练习拓展运用、巩固教学效果,三个板块环环相扣、缺一不可。教学方法包括理论讲授、分组讨论、音像观摩、角色扮演、辩论模拟等,每讲的大致内容设计如下。

第一讲:生命的价值与意义。从“为什么活着”和“为了什么活着”两个问题引

---

1 陆晓娅. 影像中的生死学[M]. 北京:中国大百科全书出版社,2016.

入,从生理、心理和社会三个层面拆分生命的多重价值,课堂搜集同学们日常的困惑或问题,讨论解析其背后与某种价值渴望的联结,课后体会人本主义心理学提倡的"无条件接纳"与后现代主义心理学的"多元价值建构"。

第二、三讲:生命的成长与传承。从"生命必须一个阶段一个阶段慢慢长"的发展心理学著名论断引入成长,以著名的人格成长阶段论为主要理论要点,重点解析大学生所处的生命阶段及其"自我同一性"社会心理发展任务,帮助同学们回顾和展望成长历程,课后采访身边重要他人的成长故事,寻找更多自我的定义和理解。生命的成长离不开家庭的传承,以代际传递、家族派遣为主要的理论点讲解家庭这个基本群体给予个体的影响,并由家庭拓展到理解家族、民族对个体的传承影响,布置课后访谈家长来寻找家庭资源,同时突破可能的家庭局限。

第四、五讲:生命的孤独与联结。孤独的体验可以是静心的独处,也可以是感伤的寂寞,但都是走向成熟历程中必经的生活样态。这两讲看似相互对立的主题,实则互相补充。开篇先从心理学中一段著名的辩论引入:人生的终极状态是要达成独立自强还是深度联结? 大学与中学不同,"培养自己在群体中的独立能力"和"培养独立个体融入集体的联结能力"同样重要。社会心理学中的"脱嵌"和"再嵌入"理论帮助可以同学们练习在耐受孤独学独立,又可以回归集体建设关系与体会情感。课后练习是制造一段孤独和联结的人生体验并做反思记录,并通过访谈亲朋好友来体会联结的不同模式。对于独立还是联结的辩题,最能得到认可的结论还是:人终其一生要学会带着联结的独立。

第六、七讲:生命的韧性与消亡。这两讲分别从组织同学们分享亲身经历的挫折和消亡事件引入,组织基于心理学中心理韧性、死亡焦虑与哀伤哀悼等相关的理论的讲解与体验活动,引导同学们发现、理解并构建生命的韧性,利用生死意义等哲学理论引领同学们谈论和理解消亡的必然性及其应对。课后练习是用音乐、图像等形式来象征这两大生命主题并与同学们分享,还可以运用设计自己的墓志铭或葬礼来反思生死议题。

第八讲:生命的选择与自主。从出生时的"抓周"习俗引入,引导同学们思考社会化过程中的个体如何失去了选择的主动权和自主性。利用需求理论和自由意志的三阶段发展理论引导学生去觉察选择困难时的矛盾和需求,通过角色扮演体会当期待落空后仍然拥有的多个选择。课后练习是总结自己升入大学后尚未满足的生命需求,选择满足或处理不满足的一种方式加以实践练习。

课前
·收集学生困顿议题
·集体备课与试讲

课堂
·理论知识
·课堂体验
·课后任务

课后
·收集学生反馈
·集体总结反思
·课程更新迭代

图1 课程研发和实施流程

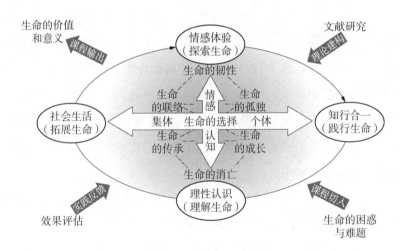

图2 生命教育课程内容设计架构(以同济大学实践为例)

五、八讲生命教育课程的具体实施和解析

1. 生命的价值和意义

日常生活中,大学生们会遭遇各种或大或小的焦虑体验。比如说太重视别人的评价了,无法稳定自我价值感怎么办?野心很大,不"卷"不安心、"卷"又不乐意

怎么办？看到自己的弱点很难接纳怎么办？偶尔很难受的时候，脑子中会突然冒出消极悲观的想法：活着太没劲了，太憋屈了，想换个活法但又不知怎么换，怎么办？"不该这么过，但到底该怎么过也不知道"的问题会让我们暂停下来，心里冒出一堆灵魂叩问：如果日子过得并不满意，甚至感觉很辛苦，那我为什么还要继续坚持努力？值得吗？人生会不会还有其他更好的过法？2020年的新冠疫情给生命教育提出了新的挑战和命题，比如说当我们的生命遭受到传染疾病或者重大灾难（包括战争）这类集体性困境时，每个人都切身体会着生命的不可控或不确定，反思着人类既然如此卑微渺小，生命的价值或意义究竟是什么？

针对这些同学们感同身受的困惑，生命教育课程第一讲就开宗明义地聚焦生命价值和意义议题（既往文献中，生命的"价值"和"意义"二词既有混用也有稍做区分的，总体而言，"价值"更偏向于结果性的功能性的作用，而"意义"更偏向于过程性的精神性的作用，但二者都意指积极影响，本讲当中不做特别区分）。古往今来，帝王将相、伟人名家、科学理论、学术流派都提出过各种各样的答案，但落实到每个人的心坎里，不外乎"外在赋予"和"内在建构"两类答案。

奥地利心理学家弗兰克尔（Viktor Frankl）是坚持内在建构意义的代表人物，他认为"建构意义"是人类生存最基本的需求，寻找存在的意义是人活着的最强动力。他历经二战集中营的磨难后创立了意义疗法流派，认为生命可以拥有外在赋予和内在建构的两类不同来源的意义。

外在赋予的意义主要来源于外界他人生活经验或共性规律的总结，如"只要做了这件事情你就可以……""如果不做那件事情你就可以……""完成了这个就意味着你能够/你是……"，基本都是"只要耕耘必有收获"的经验教诲，以线性因果的句式进行表达。外在意义能帮助人们规避风险或实现目标，但毕竟来自外界他人，完全的"拿来主义"需要设置适用条件，而且等个体自己的主见越来越强大时，很快会对这些外在意义生出质疑、拒绝甚至全盘否定，宣称"你的意义对我没意义""你说的都对，但不适合我"。

内在建构的意义则不同，它更多带有个体生命的自主和自觉，是每个人自己从内向外生长出来的意义，即使受到外来他人的干扰或反对，也不会轻易动摇，内在的意义需要经历自我认同的过程，不能完全由外向内灌输进来：比如是我从小就喜欢的、我心底里认定要做的事情，事前、事中或事后能让我为之喜悦、兴奋、享受其中的。即使外界并不支持，甚至表达怀疑或阻挠，我们还是要设法去做，因为"我喜欢""我愿意""非这样不可""我觉得只有这样才没有白活一场"。内在意义来源于个体本身的建构和认同，因而力量顽强，与热情活力和心甘情愿有关，与持久动力也有关，即使遭遇挫折或低谷，意义的召唤也会鼓励个体继续前行。

如果我们看重的价值意义主要来源于外界约定俗成的或者权威他人的经验标准等，那基本属于外在他人赋予的。如果主要来源于我们自己"感兴趣""有意思"或"心底里有渴望"等明显来自内在认同的措辞，那自我建构的来源比例就更大，通常，内在意义更能经得住挫折和怀疑的冲击。希腊神话中的西西弗斯力推巨石上山，可谓"无意义"的最典型代表。好不容易把石头推上山，最后还是免不了掉落山底的命运，为什么还要反反复复费力推呢？有谁欣赏他、感激他呢，根本就是无用功吧？但如果西西弗斯自己认定，此生的重要意义就是不被众神的惩罚击垮，就是一直努力不认怂，加缪说，我们就应该假设西西弗斯是幸福的，他做了他最想做的事情，推石头上山的过程本身撑起了他自认为重要的意义。

内在意义和外在意义之间可以互相转化和加强。内在意义是更加个体化的，而外在意义更具群体性，个体内在意义会受到外在意义的束缚。毕竟自我的内在意义过于个体化，和众口难调的集体需求肯定存在差异。正如弗兰克尔所说：个体性的意义很难脱离于群体之外，个体生命的社会意义通常会作为一种客观评定，比如某个人换个时代可能就是商业奇才，可惜彼时彼刻的大环境之下却被看作不务正业。但二者并不必然矛盾，理想状态下可以互相促进，即内在意义也能得到外在的认可，自我的追求也能得到他人或社会的赞许，或者外在世界重视的价值意义也能得到内在建构的认同，即社会的需求恰好也存在自我所渴望的价值。无疑，达成外在和内在意义的和谐统一是最佳的状态。要实现这种和谐一致，一方面取决于社会文化政治经济大环境的具体条件，另一方面取决于细致区分外在和内在意义的来龙去脉，足够精细就有可能发现共通性的一致之处。

本讲课程的讨论环节是对于实现价值意义的路径辨析，包括提倡吃苦耐劳的吃苦说、提倡遵纪守法的规则说、提倡具备物质条件的客观基础说、看重主观感受力的主观幸福说、提倡独立思考的理性主义说、提倡顺从忍受的宗教修行说，还有提倡活在当下的快乐主义说。上述七种路径众说纷纭各有其利弊,没有哪一种学说能够包罗万象,放之四海而皆准,而这恰恰就是生活多面向的一个反映。多个元素合在一起,才能够共同托举和显现出生命的价值和意义。每个人要真正实现自己生命最看重的那款价值和意义并不容易,需要持续的寻找和建设。

本讲的实践型课后作业是以"我的出生故事"为题访谈家长,可以打电话或发视频或当面采访家人:出生期间经历过哪些不容易? 有没有什么惊心动魄或出乎意料的经历? 在你出生之前、之中和之后,有哪些人特别为你的到来感到兴奋,期待不已地做着各种准备,有哪些人好像不是那么欢迎你,他们到今天为止,态度有什么变化吗? 对你的自我价值感还有什么影响吗?

完成课外作业的过程中,同学们得到的故事大部分是非常积极的,父母从怀孕开始就非常期待,伴随着忐忑不安终于平安生产,全家人为之激动和兴奋不已,有的至今说起来还会哽咽动情。有的同学得知家人对自己态度的转变,比如说因为重男轻女,刚开始不太喜欢,但是随着自己长大成人,家人因为自己学习好、性格好、相处好等改变了态度。还有一些特别的故事,出生过程比较艰险,比如超生、难产等。这些故事的分享让不少同学感慨:自己从出生伊始就被人珍惜和看重着,至少会有那么一个人,否则很难长大成人。每个人从出生开始就值得讲一个好故事,因为这个故事里面饱含着生命的可贵和坚韧,饱含着生命本有的价值和意义,感谢一路陪伴的某个(些)家人,希望未来能不负饱含情意的生命。

2. 生命的成长和发展

埃里克森(Eric Erickson)赞同人是终身发展的观点,他将人从生到死划分为8个社会心理发展阶段。在埃里克森的社会心理发展阶段理论中,处于18～25岁的大学生正处于青春期和成年早期这两个阶段的过渡当中。随着工业社会学校教育时间的延长,青春期阶段面临的自我同一性身份认同任务很难在18岁前完成,而成年早期面临的建立亲密关系任务也并行地摆在了大学生面前。这意味着大学生同时要面临两项任务,前一个任务要收尾,后一个任务要开张,收尾的任务就是要完成自我同一性(identity),度过"身份认同或混乱"这一对危机。达成身份认同时的标志是拥有稳定的、连续性的自我确定感,知道自己曾经是谁,自己现在是谁,自己将来希望并能够成为谁,尝试将过去、现在和未来加以串联,并由此拥有基本的自信心。不管外界如何质疑,他能从这种连续性当中学习获得自我独立的感受力、判断力和决策行动力。自我同一性的建构需要在独立的生活经历中反复探索、质疑、尝试和迭代,大学生活重视独立能力的培养,可以提供包括学习在内的各种社会现实经验,适合无暇完成的自我同一性任务。

与此同时,并行开张的新任务是学习建立同辈亲密关系,度过"亲密或孤独"这一对危机。度过危机的标志是能与他人建立起兼具亲近信任和界限清晰的亲密关系,否则就会陷入长久的孤独。这两件任务都不易完成,独立的自我认同尚未稳定建立,还需要跟别人建立平等信任的亲密关系。这两件任务之间彼此关联,既可以互相促进也可以互相阻碍。足够好的同辈关系可以帮助个体验证我自己的身份认同,比如"我喜欢的人也喜欢我,那我一定还是不错的吧";足够稳定的身份认同又可以促进个体积极投入到关系建设当中,比如带着非常自卑或不稳定的自我进入关系,给另一方的感觉可能就是忽冷忽热、忽近忽远,难以促成彼此信任。

大学生的生命状态正处风华正茂的魅力时期,大学校园似乎又是一个相对美好或单纯的设置,但因为学生们自我认同的心理发展水平还不够稳定,又面临双重任务的独特挑战,需要更多自我理解和关怀。埃里克森的阶段论虽然已经出现不太适应新时代的部分,但他核心的精髓在于告诉人们每个阶段都有危机存在,而最佳的生命状态离不开一个阶段一个阶段的积累,很难越过某个阶段找到捷径,生命有自己的节奏,不必过于着急地渴望某种完美成熟的状态,那是步履不停的自然结果。

生命的成长发展中需要自我关怀。"关怀",不仅仅是一种谁关怀谁的关系,而且还是一种美德,可以表现为一套行为方式,同时是一种生命状态。《宋书》里把关怀定义为关心、帮助、爱护、照顾,也有对某事、某人在意或操心的含义。在英文的语境中,《牛津通用字词典》用"caring"来指代关怀,意指感受并表达对他人的关心和同情。有国外学者还提出关怀能力的 8 要素学说,认为必须具备知识、弹性、耐心、诚实、信任、谦卑、希望和勇气才能真正达到自然的关怀。纵观中西方对关怀的不同理解和定义,关怀每一个生命的内涵非常丰富。当一个人处在生命的困境挫折低谷当中的时候,能够以好的方式跟自己对话来对待自己,理解自己,这就是一种生命的活力,也是一种关怀生命的状态。

本讲的课后作业旨在通过自我理解来促进自我认同和自我关怀,名字叫作"我的20根支柱"。请同学们写下两条相互矛盾的自我态度,分别是"我还挺喜欢自己的,因为……"和"我其实也不太喜欢自己,因为……",并用10根支柱作为论据来作证这两种态度,可以自己先填一个版本,对比这两组柱子,看看自己有什么样的发现或联想。如果有时间有兴趣的话,还可以邀请他们乘上时光穿梭机,先退回到中学和小学,看看这20根支柱会有什么不同。再往前穿越到未来5年或10年,那时你会怎么看待这20根支柱? 好奇的话,还可以去访谈一位你希望听取反馈意见的其他人来帮忙填写,再看看自己和他人的目光种有何异同。

同学们在完成这个作业的过程中感触良多。一个较为共性的发现是,这两组20根柱子虽是支撑两个对立观点,但其实是一个特点的两种表现。比如说"热情"的特质,撑在"我喜欢自己"这边时的论述就是"我待人热情",撑在"我不太喜欢自己"这边时的论述就是"我不够冷静内敛",同一个特点既可以成为优点,也可以反说成为缺点,"冷漠"有时也是"深沉","活泼"有时也是"急躁"。关键看这个特点是否适合外在情境的需求,临场发挥的效果如何,最终我们喜欢或厌恶的其实是同一个自己。

还有同学反馈,自己填支柱时优点很难找,半天都写不满十条,写缺点时却文思泉涌,细究原因发现自己在追求进步的路途中只顾着去关注所谓缺点,却忘记强化优点也是增进生命活力的重要基础。还有同学发现自己的一些特点来自多方面的因素组合,比如"摆烂",它在任务过于繁忙冗杂时让我处在一个更为舒适的环境中,但有时也让我不思进取迷茫和不知所措,所以"摆烂"这个特点至少包括两个部分,一个叫懂得放松,一个叫怠惰松懈。这样的理性分析让自我更深入理解了"摆烂"的矛盾性,用在哪些情况下它是必须的放松,用在哪些情况下又是需要调节的懈怠和懒惰。

在联合过去、现在和未来的环节,有同学发现自己过去的缺点没有变,但是现在优点增多了,还有人发现自己有些优点能够延续至今,有些却再也找不回来了,预测未来回看这些会有更多的理解和豁达。最关键的是,当同学们发现过去、现在和未来之间确实有所变化时,对生命的更替、发展和成长的过程增加了更多理解。

3. 生命的传承和超越

原生家庭是大学生们现在耳熟能详的词语,也有不少同学会因此产生困惑或矛盾的复杂情感。一方面生我养我的家庭对我们确实重要,但另一方面也因为其重要性对自己产生了无形的束缚,甚至会担心发生宿命论般的循环:"我不喜欢父母的样子,结果居然越长越像他们。"生命是一代代地传承和发展的,连续性当中也需要有突破性,如何能从原生家庭中延续该有的资源传承(物质和精神)和情感联结,又打破或超越原生家庭中的束缚和局限? 依恋和分化理论可以提供一种答案。

依恋(attachment)指的是人类一项从摇篮到坟墓的生理需求和心理需求,即从生到死我们都需要和特定他人建立持久稳定的亲近连接,渴望拥有爱和信任。"特定他人"强调的是依恋的对象是不能随意更换的,信赖一个人需要长久时间的陪伴或共度重大事件的考验。人类第一个依恋对象通常是家人等重要养育者,未来可以逐渐拓展到亲密的朋友、恋人或其他重要他人。孩子与继父母的隔阂、失恋时的痛苦,这些都说明要迅速把对一个人的依恋转到另外一个人身上是很困难的。和这个依恋对象待在一起,个人的神经系统都会迅速得到安抚放松,内心因确信这种持久稳定的关系而感到安全、平静和舒适。

依恋需求并非都能顺利满足,不能满足时我们就称为不安全型的依恋状态;当依恋需求得到满足时,我们则称为安全型的依恋状态。安全型具备四个特征:渴望与依恋对象的相聚,焦虑分离,是提供鼓励支持的忠实加油站,也是遭遇困难挫折时不离不弃的避风港。安全型的人相信自己,觉得自己是足够好的,同时也很相信别人是友善的,信任外在世界是有希望的。

不安全型的最典型的表现是过于焦虑和回避亲近。过于焦虑者遇到些许不顺利或预期外的情况就会产生最糟糕的想象,一边努力争取一边预期失败,因不耐受悬而未决而爆发焦灼不安等情绪崩溃。比如"5分钟内微信没有回复就是决裂"。过于回避者表面看似冷静淡定或者漠然拒绝,但内心是无比渴望和煎熬的,只是他坚信不可能得到,极力压抑克制自己真实的需要,而这种需要是无法抹杀的。比如"强迫性自立"性格背后有时就是回避型不安全依恋,我不会提出任何诉求,我拒绝跟别人发展真实亲近的信赖关系,因为没人是值得信任的。关于早期父母的养育研究发现,当家人的养育是非常细致周到和回应及时的,能够和婴幼儿需求基本合拍时,是最有利于形成安全依恋的。因此,成年后如果要修复不安全型依恋,发展和对象之间及时细腻的合拍回应是一个关键。

伴随着生命的自然成熟,个体自我的独特成分日益强大,需要拥有自由表达的权利和空间,包括和亲密的家人拉开距离和确立界限。自我分化(self differentiation)就是研究人如何在亲密关系中保持"不同"的理论,包括人际分化和自我分化。人际分化即和重要他人(如依恋对象)之间仍能保持各自独立,具体行为如辨析外界对自己的影响、表达自己不同的意见等。"有一种冷叫妈妈觉得你冷",这句话可以看作低人际分化水平的例子。个体内的分化则特指一个人能区分自己的感性和理性。自我分化水平高的人会明白,自己什么时候可能会说气话、狠话或胡话,理性并不总能在第一时间发挥作用,所以可能选择在情绪很不好时暂时不说话,因为此时理性是被感性污染过的,需要冷静冷静再做表达。同理,当感性受到理性干扰时,个体也会缺少真情实感的完整体验。

子女在长大学习独立的过程中,对家庭的双重需要日益凸显:我需要你爱我,我很重视这个部分,但我也需要你与我保持距离,请允许我与你保持距离,我很爱你,但我还是可以和你不一样,我还是可以让你失望,我不可能活出你所有的期待。对大学生群体而言,依恋和分化的需求也是兼而有之,课堂讨论环节可以让同学们寻找这样的日常案例。比如一边埋怨家人冷漠疏离,一边希望毕业后回到父母附近工作生活。还有同学说:有时候我真希望自己没有父母,这样我就不用顾虑他们了,想干什么就干什么。同学们在这些案例中看出人际分化的难点,尤其是依恋类型不安全时,追求分化会害怕就此失去与家人的情感联结,个体内的分化水平会有助于实现人际分化,而包容性的人际分化空间有助于更好的练习个体内分化。

本讲的课后实践作业是让同学们观察记录或仔细回顾家人在意见不一致时会发生什么,家人之间如何你来我往互动的,发展过程中的起承转合如何,最终结果如何,这种互动方式是经常反复发生的还是会有所变化的? 鼓励有条件的同学通过录音或录像来做一个生活小试验。

同学们的反馈中围绕孝顺的矛盾心理让人印象深刻。当父母批评自己时感觉非常愤怒,生气父母并不了解自己就胡乱贬低自己,但刚刚气到一半,心底里会跳出来一个反对的声音说,怎么能怪父母呢? 父母他们都不容易,养你这么大,骂你也是希望你有一个美好的未来,然后怒气就憋回去了。表面上看自己乖巧懂事,但心底里因为没办法说真话所以对父母的信任感迅速降低,而且自己有时候也很纠结,觉得直说会损害亲情,不说又无法表达自己的真实想法。

教师对此在作业反馈中进行了专门的回应,认为同学们的依恋和分化的需求还需练习进一步的区别。大学生子女懂得感恩父母的付出,看在眼里记在心里,而且还希望未来能一直得到父母的支持和关爱,但不能因此你们就有资格对我为所欲为地说话做事,或者要求我唯命是从。一家人也要分清我的、你的、我们的。今时今日,如果自己的人生还全部按照别人设计的方向去走,我是缺乏自主性的,憋屈之下展现不出最好的样子。这也一定是父母不希望看到的。一言以蔽之,感激感恩和不满失望,这两个部分都要讲到,这样才能减少纠结。其实很多纠结、矛盾或冲突都是在找鱼和熊掌兼得的路径,只要我们分得足够清楚,即使不能在同一时间或事件上同时兼得,也可以先后或轮流兼得。生命的成长需要同时享有安全依恋和自主分化的能力,"水浸月不湿,月照水不干",才可以实现传承和超越。

人在自我尚未完全稳固建立的时期,需要不断回到重要关系中去确认自我,得到支持和滋养。原生家庭中的信任联结是人际关系的心理基础模型,对个体未来走入学校社群、更复杂广阔的人类系统中都有影响。一旦进入更大的系统,我们就必须学习跟别人如何妥协、拒绝、合作、竞争、包容等,在安全依恋和自主分化的背景下,我们才能相信平等合作、相互尊重、互帮互助,不恐惧由误会、拒绝、伤害等等可能带来的恶意。诚然,原生家庭本身也活在传统文化和代际更替当中,也会潜移默化地传承着前辈的影响,也需要借助反思和学习去追求超越和拓展,生生不息,不止于此。

4. 生命的孤独与独立

大学教育非常强调培养每个生命个体的自主性,学会安心地独处甚至享受其中也是一个重要的课题。越来越多的同学在进入大学后会感受到和中学完全不同的一种孤独感,而长期的孤独感会让人陷入另一种困境,怎样去耐受甚至享受适当的孤独,什么是个体的独处能力或独立性呢?

在很多人的脑海当中,孤独是一个不太好的词,好像等同于没人喜欢,没人关爱,孤苦伶仃,茕茕孑立,凄惨终老。因为儒家的传统理想是要"鳏寡孤独皆有所养"，消灭所有可能的孤独。道家的精神又会非常欣赏孤独，强调说"独与天地之精神往来"，很崇尚那种清静、完整、独立的精神。进入大学之后，人际的距离该怎么去把握？独来独往到底是一种孤僻，还是一种独立？其间的尺度和分寸怎么样去评价，怎么样去把握？

众说纷纭之下，需要首先澄清孤独、孤僻、寂寞、孤单等相关词的联系和区别。孤独和独处类似，是生命的一种必然存在，有时会给我们带来清净和自由的感觉，有时也可能会导致孤单或孤僻。孤单更多指一种被动的、外在的形态，比如说独在异乡为异客等，寂寞冷清则更多是一种内心感受上的孤单，缺乏支持或陪伴，缺少丰富性，需要理解和接纳时却求而不得的一种内在心境，暗含着对某种需求的渴望。孤僻则是一种主动的、拒绝和外界联结的状态，让周边的人无法接近，感觉其人处于缺少支持，缺少目的和意义的一种负面的精神状态。

独处本身是一个中性词汇，如果具备自己和自己相处舒适愉悦的能力，而又不绝对排斥和他人相处，保证足够的独处时间也是培养独立能力的一条路径。生命的孤独是一种谈不上绝对好坏的状态，也是一种必然会存在的境遇，怎么去利用它，怎么去理解它，是因人而异的。

创建存在主义心理治疗理论的大师欧文·亚隆对孤独有独特的见解，他把孤独分为人际孤独、内心孤独和存在性孤独三种类型。人际孤独主要指孤单的生活形态，身边缺乏人和人之间实际的交往或陪伴，而内心孤独则更进一层。虽然从外表上看，身边不乏人群聚集，甚至交往热闹，但总是感觉没有人可以真正理解、接纳或喜欢自己，甚至自己都嫌弃自己，比如别人不喜欢自己的胆小，自己也非常讨厌，完全看不到胆小背后也有谨慎的优势。这就造成内心有一部分（如某种感受或特质）是被嫌弃的，被孤零零地弃在一边，甚至是被冷落或隐藏起来，见不得光的这种感觉。每个人的内心应该是丰富多彩的，就像前面的练习"20个我"一样，每种特质都是个独特的存在，一旦被遗忘或者刻意丢掉，自我也变得不够完整，失去了真实的生命全貌。最后一种孤独类型是存在性孤独。茫茫宇宙中，我们每个人都必然是一个独立的个体，生来是一个人，死去的时候还是一个人，这在令人感到些许无奈的同时，也表现出生命需要自我发展的客观规律。个体必须和外在世界保有一定的界限和距离，这份界限和距离有利于我们成为不可替代独一份的存在。古人的诗歌里也经常能看到借孤独表达自己立场的坚定不移,比如"众人皆醉我独醒""浮云世事改,孤月此心明"等。

孤独主题的课后作业特别突出体验性,请同学们课后抽出一天或半天,以自己的方式尽可能孤独地度过:"在这一天当中注意用心体会并适当记录自己的所行所感所思所想。用尽量简单的电子设备做笔记,拍照片或录音,记录自己的所思所想。体验结束后再找到一个人独处的时空,安静地回忆和反思,细细回味这半天或一天,然后尽可能快地做一个自由书写。所谓的自由书写就是不加任何思考,以自发自然的方式来完成一个半结构的小作文。小作文的参考结构如下。

第一段的开头:今天我是这样刻意地孤独度过的……

第二段的开头:回想一下当时的感觉怎么样?这半天或一天里我有没有什么心情变化,因为不需要加谨慎的思考或精心的组织,所以是一个自由书写,写到哪就算哪,不存在任何写得好或不好的地方,只要如实、充分、详细地展现即可。

第三段的开头:我发现……这是一种反思或者一种小结。

第四段的开头:是我选择最后要怎么样去度过这段孤独时光,我选择怎么样去度过,或者说我选择怎么样去看待,现在怎么样看待他,怎么样去安排他?

结尾:其实我还想跟经历了孤独的自己说两句……

同学们后续反馈说他们在体验性作业中看到了孤独的多种样貌,有的孤独时刻其实是个体成长中无可回避的部分,感受清静的同时还可以思考和应对独立的挑战,最难熬的孤独是需要外界他人帮助的时候却无法获得,很期待得到他人理解的时候却一直鸡同鸭讲。

本讲的课后练习还可以举一反三地引申到生命中其他必然感受负面的经历中,比如无聊、痛苦、焦虑、紧张等。同学们课后可以通过体验孤独的方式再去体验其他种种不熟悉、很陌生、不喜欢甚至很讨厌的负面情绪,每每成功一次,便可从心底里懂得不必惧怕这种心情的难受低落,比如不必因为生命中难免的无聊而触发更多"我怎么可以无聊"的焦虑,不必因为生命中难免的痛苦而触发更多"我不能痛苦"的焦虑,那时就更能坦然地体味生命的百般滋味,懂得那些所谓的负面情绪有时候有明确的原因或问题亟待解决,有时候就是经历生活的大小挫折、身心劳累或平常乏味之后的自然反应。理解之后才能达成长久的包容,就可以形成泰然处之、前行不止的习惯。

5. 生命的联结与亲密

人不能长期陷入不被理解或孤立无援的孤独感,生命之间本应存在着一种广泛的关联性,否则会必然走入一个有限的、充满约束的狭隘境地。这些关联包括人和物的联结、人和自然的联结、人和动物的联结、人和人的联结,还有人和世界的联结,最终达到一个"天人合一"的最广阔、最无限的状态,那时也就不存在所谓的孤独难熬了。

著名的英国精神病学家温尼克特说:每一个安心的独处,内心都有一个稳定的他人存在。个体真正的独立存在需要和另一个人之间产生安全的联结,而仔细观察人和人之间联结过程中的起承转合,会有不断重复的规律,具体可以概括为人们之间互动时的行为序列,也称为互动模式。这些模式具有一定的概括性和高效性,人们行事时可以不加思索地加以复制或者据此展开,但如果情境不合适,这种模式就暴露出僵化的缺点,因为你总是重复,不知道怎样去加以灵活变通,找到因地制宜的、有效的互动模式。僵化的模式一旦遭遇差异较大的情境,不但很难帮助人们达成安心的、有益的合作联结,反而可能会让人们在联结过程中出现误会、敌对、冷漠、冲突等负面事件。

安全的联结模式应兼具有效性和情感性,前者能应对实际问题的要求,后者能表达生命情感的交流互通。联结失效时人们可以聚焦互动模式上的行为序列进行分析,特别是聚焦冲突的情境、意见相违背的情境、感受比较负面的情境,还可以问一些关键性的问题,比如说在雪中送炭的时候,你是怎么跟人互动的? 在对方落井下石的时候,你又是怎么跟别人互动的? 在锦上添花的时候你会表扬吗? 你会鼓励吗? 你会认可吗? 在冲突的时候你可以情绪稳定吗? 你可以表达自己有理解他人吗? 在分离的时候你怎么去处理的你的不舍? 你如何表达你的关怀或善意等等。

生命的联结离不开性的话题,灵肉交融是令人渴望的一种亲密关系极致,身体、心理和精神都能充分融合在一起。如果跳过建设亲密情感的性行为,提倡性和爱可以彼此分离单独存在,回避将性和爱彼此关联的"麻烦",就缺失了完整性爱的重要元素。性和爱一样,需要两个人共同参与和主动建设,亲密的过程需要经历冲突、妥协、信任等环节。

对于性安全话题，青年大学生们不妨尝试问问自己以下这些问题：

我是否有足够的性知识来明白这是怎么回事？

我是否了解足够的避孕预防艾滋病等知识，是否了解意外怀孕或感染性病的后果？

我在性行为这件事上的态度和原则是什么？

我是否曾经有过性方面的创伤需要处理？

我是否预想过要在什么样的情况下、什么时间和什么人发生性关系？

如果我不愿意，可以怎样坚定地拒绝和对方发生性关系的要求？

本主题的实践性作业旨在最大激发同学们的自主性。组成 3～4 人小组，让他们搜集青年人常见的亲密关系烦恼，用依恋和互动模式的视角予以分析，每个小组写作一个 8 分钟剧本，要求有难点聚焦，有分析解读，有关键转折，寻找、体会和尝试解决亲密关系中的"麻烦"所在。教师反馈时可以结合"生命的传承与超越"深化关于亲密关系中互动模式的讲解。

6. 生命的挫折和韧性

心理韧性（resilience）是将挫折打击转化为生命成长的重要机制，有关韧性的 4C 模型理论人为，一个人够不够耐挫，跟 4 个 C 开头的单词（challenge、confidence、commitment、control）相关，因此称为"4C 模型"。challenge 意味着勇于接受挑战，但这种勇气也不是空中楼阁，需要"自信"和内心对某些信念的坚定"承诺"以及对外界的"掌控感"三大支柱的共同托举才能稳定存在。个体敢于冒险，愿意去接受挑战，内心需要相信即使遭遇挫折，也可以从经验中有所学习，还要相信自己有能力不被彻底打倒，相信需要的时候可以向他人求助，而且会有他人愿意和能够提供帮助。承诺与意志力相关，不轻易放弃认定的目标。掌控感包括对外在物质世界的内在情绪认知承受力的评估和掌握。

恰恰好的挫折也是本节的重要观点。虽然挫折让人成长，但并非所有的挫折都必须按计划得到克服或战胜，适当的放弃或回避也是韧性理论的内涵。坚韧而非坚强，旨在提倡更多的顺势而为。适时评估挫折的难度水平，一旦超过可承受的范围，退回来或原地等待时机，带着掌控感去主动接纳暂时的失败，调整或放弃目标,并非轻易被挫折打败,也是培养生命韧性的一部分。

在本章的实践环节中,两个人或者是三个人一小组来刻意制造一些"被拒绝"的体验。一个人不管提出什么需求,另外一个人尝试去找各种各样的理由去阻拦、去拒绝或否认,然后大家随时记录自己的感受,然后最终找一个可能的解决方案。重点体会下当内心的某个期望落空或目标受挫的时候,我还剩下什么选择?

7. 生命的丧失和消亡

丧失其实有很多种,大学生们因为年轻,不一定亲身经历过死亡这种最极端的生命丧失,甚至觉得死亡距离自己还非常遥远。但其他类别的丧失,每个人在日常生活中都或多或少有所体验。比如说丢了个钱包、搬家离开熟悉的城市、失去某一种身份等。有些大学生在进入大学前长期拥有学优生的身份,进入大学之后发现这种优越感不复存在了,这也是一种丧失。又比如,身边的老朋友老同学不知什么原因渐行渐远,关系冷淡,这也是一种丧失,该怎么办?

丧失按照来源可以分为发展性丧失、创伤性丧失和预期性丧失3类。所谓发展性丧失是指伴随生命的成长规律而发生的,个体必然失去的人、事或物。比如出生就会失去妈妈温暖的子宫环境,弟弟妹妹出生后就会失去独生子女的待遇等;创伤性丧失是指突发性的天灾人祸所导致的严重损害。人的一生可能会遇到非常多的创伤事件,包括一些集体性的灾难,如地震、海啸、泥石流、台风、瘟疫、火灾、战争等,以及具有个体差异的概率性事件,比如车祸、遗弃、强暴、离婚、流产等,都可能会带来创伤性的丧失;预期性丧失是指还没真正发生,但又在我们预期之内的丧失,也就是"未雨绸缪"的丧失,比如癌症晚期患者及家属对生命即将逝去的预期,时刻准备着应对这还未到来的丧失,但也不能完全替代丧失真正到来时的冲击。

各种丧失类别当中最难接受和面对的莫过于死亡,可能来源于发展成长的规律,也可能来源于创伤或预期,都有令人难以面对的恐惧或焦虑需要处理。死亡恐惧的管理模型认为人人都有死亡焦虑,有三条大致的路径可以用来应对和安抚这些焦虑。第一条是提升个体的自尊水平。努力建设更不朽的自己,以某种杰出的成就来获得象征性的永生,比如古人说的立功、立德、立言等。通过这种提升自己的影响力,自己不可被替代或剥夺的这种产品或者影响力,来延续自己的这种生命的不亡不灭的感觉。第二条路径是建立亲密关系,包括寻找恋人组成家庭、生育子女,让自己的生命不再孤单或有所延续,包括结交亲密好友,拥有更强大的人际力量来应对死亡威胁。最后一种路径是通过某种集体的文化世界观信念来抵御焦虑,比如有些宗教教义相信死亡不过是去了另一个世界,死亡不过是开始了下一个循环,有些童话将死亡之后的亲人幻化成天上的星星,换种方式陪伴生者,这类信念将关于死亡不可知的相关恐惧。概括而言,自尊、亲密关系和文化世界观这三条路径,从个体到人际到群体分不同的层面帮助人们去管理自己的死亡恐惧。

当我们谈论死亡焦虑时,一个令人困惑的议题就是自杀。自杀是一种主动结束自己生命的行为,一种复杂的社会、心理现象。加缪说:真正严肃的哲学问题其实只有一个,那便是自杀。"寻死觅活"是中国颇具深意的一句俗语,主动求死的背后是不是也在急切地追问,怎么活下去才是值得的? 虽然肉体的死亡会摧毁我们,可是面对死亡的态度却能拯救我们。很多人在濒临死亡或死亡危险时却对生死有了颠覆式的态度改变,并进而带来生活方式的全面变化。这类经由死亡带来的重要转机有一个特殊的名称——觉醒体验。

丧失是引发觉醒体验的常见事件。比如丧失伴侣,亲人、朋友、同学去世等,往往会激发人去思考自己的生命状态,比如自己患有危及生命的疾病等等。一些来自临床的实证研究表明,癌症患者中的许多人非但没有陷入麻木的绝望,反而产生了积极而深远的改变。一些重要决定也可以触发觉醒体验,比如失恋、分手、退学等。这些转折性的时刻会突然警醒个体反思自己并改头换面。

还有一些更为日常但也能带来觉醒体验的重要生活事件,比如重要的生日(特别是一些整数的生日)、搬家、退休等。觉醒体验可能让人感觉短暂的震撼,只有将这一时的感触转化为持久的觉悟,将死亡焦虑转为人生的深刻体悟。

本章的实践作业有很多富有创意的设计:①为自己写一段墓志铭。同学们的表达多种多样,有向往高远的类型,也有浪漫有趣的,也有甘于平凡的,帮助大家打开眼界时也看到面临死亡时的不同样态;②建议同学们以小组为单位,去考察医院的 ICU 病房或墓地等,身处在距离死亡很近的地方,体会对死亡的感受和思考。

8. 生命的选择和自主

随着年龄的增长,生命增加了很多有能感,可以掌控更多事情,也拥有更多选择权,但选择的同时就是放弃。因此,如何去选择取舍,常常是人在面临多种可能性时的自由而艰难的挑战。大学生的年龄阶段看似拥有无限可能性,但每一个选择都与为自己的未来负责有关,怎么才是最优选?怎么才能少选错?这些问题都容易激发生存或发展焦虑。选择的主体应该是具备自主性的生命本身,这样才能完成选择,而自主性的重要指标是明确我将来想要什么,我看重的价值和意义是什么,无论外界如何引导或干扰,个体也不会轻易改变认定的目标,即使达成目标的路径曲折也不忘初心。因此,自主选择能力的培养离不开意志力的发展。

心理学家奥托·兰克曾就意志的发展阶段创建理论,将自主意志的发展分为三个阶段:第一个阶段是对立意志,外在的体现是生命个体开始表现出反抗外界他人的意志,即使面临惩罚或损失的风险,也要拒绝别人直接的命令或安排。儿童最早表现出的意志力就是大人眼中不听话的"不要",而这种"不要"的对立意志是人们摸索"我要什么"的开端,即想要知道"我要什么"可以先从"我不想要什么开始",仿佛在做选择题,通过排除无关项来接近正确选项。青春期也是对立意志突飞猛进的阶段,个体通过几乎无差别地叛逆外界他人来获得自我独特的存在感:我可以反对你——这个"非我"的外界存在。

第二个阶段是正面意志,外在的表现是个体不再停留在无差别地说"不",而是会在外界众多的标准、指导、要求、期待中开始理性挑选,挑选虽然来自外界但对我有所助益的加以遵从,由此发展出正面顺从的意志。这种顺从不是不加区分的卑微讨好或者屈从,而是个体愿意做自己必须做的事情,必须履行的责任义务,以获得自己相应的权利。因此,正面意志不以向往对抗为主,而是合作建设性的,能够在外界的引导或要求下选择自我认同的目标,个体开始走向为自己未来的人生确立正确选项而非单纯排除异己。第一和第二阶段的正面意志和对立意志都是基于"别人给我什么选项"来取舍,只是第二阶段开始寻求内与外合作但以外为主要参考标准。

第三阶段是创造性意志,也是内外合作但以内为主要参考标准。在外界环境划定的地盘上,我开始设法加入自己原创性的贡献,突破外界提供的固有的选项范围,生发出自己内心真正想做的目标:不自由当中的自由,不自主当中的自主,不可为当中的可为。苏轼被贬蛮夷之地却在当地开办学堂,生活条件艰苦却还能自创美食红烧肉,成就这些美谈佳话离不开生命无可剥夺的自主性选择。我真正想做的事情一旦确定,无论外界是否予以支持配合,我自己一旦确认就愿意克服困难设法达成,即使别人反对阻挠,也要择机而动,宛如钻出水泥地缝的植物嫩芽。电影《侏罗纪公园》里有句著名的台词:*Life will find its own way*。创造性意志最能体现世界万物伟大的生命力。

个体在其自然成长的历程中,这三种意志类型都是并行存在的,早期的时候自我意识较少,抗外界干扰能力较弱,所以创造性意志占比也较少,随着个体自我意识的觉醒和自我力量的增长,创造性意志的比例也会有所提升,但并非年纪越大就必然指向创造性意志。同样的行为表现背后可能来自不同阶段水平的意志推动:①我就是为了要和某某对着干!②没办法,克服困难我也要完成这件被指定的任务!③我虽然不喜欢做这件事情本身,但设法找到自己真心认同的地方,因此,我自愿去做这件我不愿意做的事情。

没有什么选择是绝对正确的,很多事后看起来的英明决策不过是选择之后努力把它活成为最好的选择。创造性意志尝试将内在能动性与外界客观条件相结合,灵活地尝试将理想选择(我想要)和现实选择(我能要)相融合,是意志力发展水平的最高阶段,可以通过日常生活中有意识地练习和引导来加以培养。首先,我们可以从试错成本较小的日常选择开始锻炼,比如从选择穿什么衣服、用什么本子、上什么课开始,直面独立选择可能会承担代价的风险,积累自主选择的经验和信心。等到大学生们具备这些生活小事来的选择经验和习惯之后,面临职业道路、婚恋伴侣这样大的选择才更能谈及发挥自主性。自主选择的前提是留出容错空间,如果每一个选择都必须是正确无误的,害怕犯错和无从挽回的压力则会让人陷入左右为难的窠臼之中。父母师长有时会忍不住指点年轻人,避免他们因"选错道路"而遭受不必要的辛苦,但选择本身除了对错之外更重要的是积累经历和体验。父母师长的替换性做法可以是帮助年轻人确定选择时的最小伤害底线,比如不伤害别人和自己的底线,在这个底线标准之上,可以选择的空间如诗人鲁米所说:黑和白之间是广阔的田野,我们真正的生活应该在那片广阔的田野之上。

练习自己做选择,成功体验或是失败教训都能引导年轻人学习相信自己的直觉,同时开放采纳周围人的建议,最后形成内外兼修的创造性意志,形成生命自在表达的自主性,既能与周围现实环境相适应,又能与自己的特色和潜能相合拍。

　　在课后实践作业环节,同学们列出日常生活中觉得想做但条件不具备、不擅长但又向往的事情,一周专门留出半天到一天时间来挑出一两件做些尝试(注意无伤害性的底线),让内心意愿跳出想象或认知层面,进入知行合一的层面去培养自己选择时的创造性意志,看看自己的直觉哪些可以信任,又如何与外界现实相适应。

　　"生命本自具足。"这句话里评判"足够与否的标准"到底来自哪里呢?这个标准最终掌握在每一个生命自己的手中,他人无法代替自己评判是否足够,只有当事人自己才能通过自己的感受、通过外界的反馈,将二者整合到自己的经验和思考当中,找到"恰恰好"的契合度,对外相对顺其自然,对内尽量心甘情愿。最后决定当中内外比例"恰恰好"的标准如何把握,只有在清晰的自我意识基础上才能显现出来,而且会随着个体的成长阶段有所改变。大学生们需要通过大学生活中每个或大或小的选择,不厌其烦地在选择中练习探索和实践自己的目标,练习如何和外界合作并抵御外界干扰,勇于使用自己的自主性培养选择能力,再去践行我之所选,循环优化地持续发展并非空谈。

　　生命教育是一场无痕的修行,没有某种确定的历程或者路径,但我们的宗旨目标和理念是明确的。系统的大学课程可以引导学生按照知情意行的综合路径去思考、践行和体悟如何把日子过好、如何面对生命的各种难题以及如何建构生命的价值和意义,而教师在这其中更重要的角色是怀着共同成长的心态去陪伴和启发学生,这是值得不断思考和探索的重大课题。

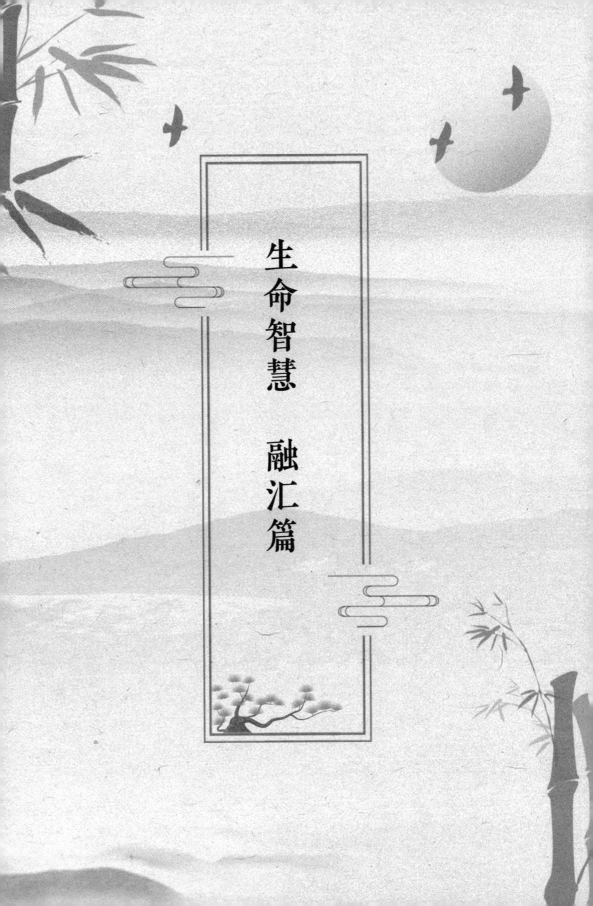

生命智慧　融汇篇

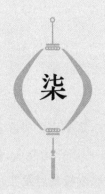

柒

文化视野下的中医心理疗愈力

撰稿人介绍

赵旭东,同济大学二级教授,主任医师,博士生导师,校务委员。同济大学附属精神卫生中心名誉院长,附属东方医院临床心理科学科带头人。兼任健康中国行动推进委员会专家咨询委员会委员,国家卫生健康委心理健康与精神卫生专家委员会委员,教育部学生心理健康指导委员会委员,中华医学会心身医学分会副主任委员,中国医师协会心身医学专业委员会副主任委员,世界心理治疗学会副主席,亚洲家庭治疗学院副主席。从事精神医学与心理治疗临床和科教工作 40 年。曾获"卫生部有突出贡献专家""全国五一劳动奖章""西格蒙德·弗洛伊德心理治疗奖"等荣誉奖励。

文化如同空气一样，无处不在，影响人的外在行为和内心世界，也影响人的健康，影响疾病的发生、发展、转归。中医作为悠久、强大的传统医学体系，一向重视天人合一、形神兼备，对现代心身医学极具启发性。其长久不衰的生命力不仅仅在于药物、针灸等疗法在物质层面的疗愈力，而且与其在民族精神、亚文化群体心理、人际互动及个体内心体验乃至无意识等诸多层面上，对中国人发挥着重要影响有关。中医的强大在于强调"天人合人""形神兼备"，人跟自然要和谐，人的身体跟精神要和谐，要均衡发展，这对于一个人来说是非常强大的力量。中医的这一特点与心理工作的特点不谋而合。心理工作，常常不是在处理心理事件的因果关系，而是在处理意义的连接，是有其独有的意义的。可以说，心理工作者是在找心理活动、个人和外界他人的有意义的连接。

一、"心病还需心药医"

中医心理学中存在很多现在口语里面流传的一些民间的智慧、生活的智慧、医学的智慧。"心病还需心药医"就是从中医里的情志学说派生出来的。情志学说与阴阳五行学说是相关联的，每一种脏器主什么情绪都是有对应关系的。王米渠老师的书让我感受颇深。他让我知道，虽然中国人在以前就使用暗示治疗、催眠治疗，但在以前是以"七情"所体现，先前并没有这套概念。"七情"所指的是喜怒忧思悲恐惊，与心理学中的基本人类情绪是大同小异的，所以，中医是有心理学成分的，中医和心理学有源远流长的关系。

心理治疗基本上是在理解的心理学领域里进行。这就需要心理工作者能够理解心理事件的意义，并通过人际互动，为病人寻找、固化、重新赋予或扩展意义，甚至构建、创造意义。

所以，心理工作者在从事助人工作时，需要有三种能力：第一种是精心学习包括科学心理学、社会心理学、社会人文等在内的心理学相关的基础知识和叙事治疗、家庭治疗等心理咨询的技巧和方法。即使在这其中有许多晦涩难懂的地方,也需要耐心去学习,让自己有足够的专业知识储备。第二种是保持中立客观,要学会将自身抽离出来,去客观中立地看待各式关系和互动。要学会将自己教成客观的科学家,从第三视角去看待场景中的人、关系和事物。第三种能力则是前两种能力的结合,即共情能力。我们需要将自己的知识转换成能和工作对象互动、影响,拿来交换、互相促进的东西。而心智化的水平则是评价共情能力的重要标准。

在临床工作中,医生需要听患者讲自己的故事,听他的家属讲故事,听他的同事讲故事,听他自己讲故事,这就叫叙事医学或叙事心理治疗。而这就是刚才说的人文心理学、意义心理学,它并不是追究患者得病的因果关系的。

对于讲故事的人,讲出来的这个行为是对他们有意义的事,是在诉说他们的生命故事。心理工作者是听故事的人,也就是要跟他们一起写故事的人,这就是叙事治疗。心理工作者和工作对象是一些共同的创作者,不是单单聆听工作对象的故事,而是和工作对象一起谱写接下去的故事。在一起写故事的过程,就需要心理工作者要有共情,要共在、共存、共同发展、共同进化进步。这是心理学的素质能力体现。

二、文化影响专业人员

心理治疗是在人文意义、理解的心理学领域进行的。心理工作者在储备了大量心理学知识之后,需要作为一个文化人,而不是作为一个科学人,不是一个纯粹的理性人,要去在人际互动当中帮人寻找、固化、重新赋予或者拓展生命的意义,甚至建构、创造意义。

心理工作中有两种文化在影响着这个领域,一边是科学的、理性的,喜欢抽象、普遍规律的一些人所崇尚的文化;另外一边是有人文倾向的人热衷的文化。科学心理学跟人文心理学存在差别,科学心理学更加相信大脑机制,也更相信通过大脑机制的作用可以使患者得到帮助;而人文心理学更注重与人的沟通交流,和人的互动在他们眼里更加重要。科学心理学、生物精神医学需要寻找因果关系,是要去解释"因为什么,所以什么"的问题;人文心理学更注重讲意义、讲感情,探索这些事对我现在的状态是不是契合,是不是合情又合理的。

在自然科学范式占优势的现代社会,在前述心理工作者应对临床工作所需要的三种能力中,与人文心理学相关的熏陶、培养比较薄弱。为此,我们心理工作者需要相应地加强以下三个方面意识和能力的培养:

(一)正人者先正己,助人者先助己

我们首先要了解自己的视野、境界、格局,知道(不)能看到什么,(不)能做什么。要知道自己的长处、短板、亮点,能干的和不能干的,才知道特定环境中该做什么,不该做什么。这些都是我们每个人在社会文化因素影响下的个性、倾向性、三观、自我意识所导致的。所以很多时候,我们要考虑清楚我们自己的文化背景。否则因为文化背景的不同,很可能出现好心办坏事的情况。针对不同的工作对象,要选择适合他的工作方式,以帮助自己的助人工作可以收获更好的结果。

这个世界不是非此即彼、非黑即白、非好即坏,我们需要辩证地去看待这个世界。同样的,我们还需要辩证地看待关于正常、异常的概念,以及助人的时候是否要先帮助自己摆正位置,甚至处理好自己的问题。

(二)文化与临床风格——两种态度与医患关系

解释的心理学解释心理的基本形式、生物学机制、物质基础。生化、生理过程,是心理活动的普遍机制和物质基础,但不是心理活动本身。理解的心理学则理解心理过程、因素之间有意义的联结;理解心理活动对个体的意义、对别人及群体的意义。遵循解释的心理学和理解的心理学两种文化的心理工作者,在助人系统里有不同的行为模式,会跟工作对象去建立不同的工作关系。

解释心理学的工作者在进行心理工作时,会秉持对物质性地解决精神科问题乐观,但对待具体的病患却是严肃的悲观主义,或冷漠的玩世不恭的态度,处于社会控制的角色较强的位置,偏向于与工作对象之间形成疏远的关系。

理解心理学的工作者在进行心理工作时,虽然知道非物质性的助人方式有局限性,常常出力不讨好,但还是抱有盲目的乐观主义,或轻信的利他主义的态度,处

于个人影响欲较强的位置,偏向于投入到与工作对象的关系中。

这两种工作方式各有利弊,需要我们心理工作者注意的是,我们不可以走向任何一个极端。过度疏远工作对象会使得医患关系难以良好建立,使得助人工作难以开展;过度投入到与工作对象的关系中,则会使工作对象得不到应有的成长。所以这两种行为模式各有利弊,我们在具体情境时要做到该客观的时候要有界限,该投入的时候就要温暖地投入进去。

(三)个人的文化特点——五个文化维度

对于医生心理治疗师来讲,在自己的层面上,有五个文化维度是跟临床风格比较有关系的。

(1)独立心态——从众心态。

(2)平等主义——等级观念。

(3)保险——求稳。

(4)直率——婉转。

(5)任务导向——关系导向。

人格如果要细分的话,分为气质和性格。气质属于比较稳定的,受先天的影响更大。但性格受后天的影响比较大,且具有可变因素。如果要衡量一个人的文化特点,由于影响其变异性、灵活性、场景依赖性的因素很多,比人的个性更灵活、不可捉摸,可能不能把它精准、稳定地命名为一种,也许只是一种比较频繁呈现的、很大程度上会出现的倾向。一个人的文化特征是性格里边比较偏后天的部分。系统式治疗强调情境制约性,就是所谓"情境化、细致化"。治疗师要把一个人的思想、行为、情绪及其发生发展还原到具体的时间、空间和人际关系里去,才知道其意义。这就是说,我们的心理健康服务涉及的是意义,而意义是情景相关的、情景依赖的,不是可以拿公式、固定模板、指南、手册之类的东西来规定的。

世界观信念和心理治疗存在一定关系。三观很重要。对于一个人来说,很多生活事件的处理方式,背后都体现着一个人的三观(世界观、价值观、人生观),是其三观的缩影。三观作为一个人文化特点的上层建筑,会影响人们对于病痛的表现、表达,影响人们怎么样对待疾病,影响人们生活当中会不会经常受气、惹上麻烦或者是制造麻烦,会不会成为替罪羊;还会影响人们在出了问题以后愿不愿意找人帮忙、找谁帮忙,用什么方式找人帮忙。

三、文化影响患者

这一部分我们围绕五个问题来开展:第一个是文化如何影响患者,第二个是文化如何影响一些患者表现、表达、描述病痛,第三个是患者生病后如何应对疾病,第四个是文化如何影响特定的群体体验、经历应激的类型,第五个是患者是否愿意及如何寻求治疗。

在我们的特定文化背景下,我们需要去考虑这些问题,才能更好地帮助患者,使得助人工作的开展具有更好的成效。

(一)文化影响精神病理

曾文星教授在文化精神学方面有着强大的影响力,对我个人就有很深刻的影响。他在2001年出版了一本《文化精神病理学手册》,提出7种文化影响心理病理的方式、途径。

1. 病因效应

病因效应指的是某种文化因素对一种疾病的发生有着非常显著的病因学作用,比较直接地触发、导致了病理现象的发生。

文化因素对疾病发生有非常显著的病因作用,会比较直接触发、导致病理现象的发生。"中国文化相关综合征"名下挂着最有名的"缩阳症",就是其中的一个典型例子。

2. 病理选择效应

病理选择效应指的是在患者有应激反应时,文化因素影响个体对心理防御机制、应对方式的选择性使用。

文化影响心理动力学层面的心理防御机制的鲜活体现,包括东方人喜欢用躯体症状躯体化倾向来表达内心的冲突和痛苦、屈辱、压迫等不良感受。有些人在被欺压后,还会对自己的受欺压进行合理化,将这一部分负面情绪压抑在心中。鲁迅笔下的阿Q就是东方人这一现象的体现和折射。

3. 病理塑型效应

病理塑型效应指的是个人所持有的思想、价值观,以及敬畏、信仰或惧怕的对象,严格遵从的规则等文化因素,对所患疾病的内容和表现产生影响,例如,疑病观念内容常与肿瘤、艾滋病、冠心病等有关。

我们的思想、三观会导致我们喜欢什么、害怕什么、要去遵从什么信仰。这会让我们生病的时候,有意无意地做出反应。"肾亏"就是中国文化里对"肾"过分关注的典型体现,这种关注导致中国很多男人对自己的"肾"不放心,这就是文化塑型。

4. 病理修饰效应

精神障碍普遍存在,基本心理机制及表现形式大体相同。但某种疾病的病因受到强调、关注而易被诱发,疾病症状的内容、表现就会被复杂化、精致化,被蒙上浓郁的文化色彩。

例如,产后母亲的虚弱、疲劳状态是普遍存在的自然现象,但"坐月子"习俗会对孕产妇产生不良暗示。很多人的月子病都不是真正的躯体疾病,就像我们研究小凉山地区不同民族的更年期综合征所发现的那样,其实是背后蕴含着特定的文化意义;如果没有附加在月子习俗上这么丰厚的文化意义,月子病就可能不存在。

5. 病理促进效应

社会文化因素会对某些精神障碍、心身障碍的患病率的波动产生影响。例如,传统饮食文化观念以脑满肠肥为"福相",人们有钱后就尽情享受美食,成为肥胖症、代谢综合征的受害者;但流行文化对苗条身材的推崇和对肥胖身材的贬损态度,却导致神经性厌食的患病率在中国人经济富足后日益升高。在此前吃不饱的年代,对于神经性厌食症鲜有耳闻,但现在摄食障碍较为常见了。还有其他一些近几十年才出现的许多高发的临床问题,与独生子女政策、经济高速发展、城乡人口变动有所关联。

6. 病理判别效应

文化价值观影响人们对心理行为正常与否的判断标准。例如,中国人对精神障碍存在两极分化的态度——一方面视而不见,不能发现问题或不认为是问题;另一方面又讳莫如深,以致医生也不愿做心理学的解释和干预,不敢向精神专科转诊。

随着社会文化的变迁,社会上对于心理病态的态度、判断阈值正在改变;对抑郁症、焦虑症有了较多的同情,患者能够得到家属、朋友的提醒,做出就诊、求助的决定;对癌症患者药物滥用现象也日渐宽容;越来越多的非精神科医生愿意建议患者接受心理治疗、精神科药物治疗。

7. 病理反应效应

文化因素对有明确器质性基础的疾病发挥不了直接的作用。但是,文化因素却决定了周围人对待患者的态度和行为。与"判别效应"相关,有关疾病的常模、标准和态度,极大地影响患者受到的对待。

在功利主义发挥显著影响的社会,与心理相关的疾病患者容易被视为累赘、负担,会受到歧视,以致他们将求助视为畏途;在提倡以人为本的社会,患者受到关怀、照料,生活质量得到尽可能的保障,甚至病程、预后也受到良性影响。这种文化会影响着周围的人对患者的看法。

(二)DSM‑5的文化评述/文化史

其直译为"文化陈述",但因为其中增加了个人史中全面技术与个人心身发展、精神病理相关的文化因素,因此我认为最好翻译为"文化史"。

此项变化显示了学术界对文化精神医学应用价值的肯定,是将文化精神医学界成果具体操作化。

1. 文化身份认同

这指的是描述个体的种族、民族,或文化关联群体。文化身份认同对其与他人建立关系、获得资源,对于应对发展性的和现实的挑战、冲突或困境有影响。语言能力、偏好及使用情况、宗教归属、社会经济背景、出生及生长地、所在机构团体、迁徙经历或移民身份、性取向等,都会对其文化身份认同产生影响。

这个维度围绕着一个问题——"我自己把我看成什么样子的人?"我对于我的种族、民族、地域有多强烈的归属感?我的教育背景对我有着一些什么样的影响?这些都是文化身份认同所包含的内容。

2. 病痛的文化概念

这影响患者个体如何体验、理解症状或临床问题,以及如何向别人沟通病痛的文化性构想。这需要我们考虑到文化相关综合征,有关病痛的名称、成语、俗语,对所感知到的病因的解释模型,对患者做出合适且恰当的解释。

病痛的严重性水平、意义,应该在联系考虑个体的文化相关群体常模的情况下进行评估。对应对方式、求助行为模式的评估既要考虑专业的保健资源,也要考虑传统的、"替代的"或"补充"的资源。

用什么术语来描述症状呢?这就是我们讲的叙事疗法。我们应该用怎么样的方式跟患者沟通?我们需要能够迅速把握与患者沟通的方式,不要触及患者的逆鳞,这就是病痛的文化概念。

3. 心理应激源、易感性及复原力的文化特征

社会环境中存在的关键应激源和社会支持(包括当地的或遥远的)、宗教、家庭和其他社会网络在提供情绪性、工具性和信息性支持方面的作用。

社会应激、社会支持随着对事件的文化解释、家庭机构、成长任务及社会情境的不同而不同。功能水平、残疾程度的评估应借助个体的文化关联群体的状况。这需要我们心理工作者可以做到对工作对象进行具体情况具体分析。

4. 个体与临床工作者关系的文化特征

要认识到个体与临床人员间的文化、语言、社会地位方面的差异可能导致沟通、交流的困难,而且会影响诊断、治疗。还要考虑一些社会因素会对临床工作者产生影响,比如种族主义、社会歧视会影响诊疗过程中的信任和安全。

这方面特征可能的影响包括:引起或加重症状;误解症状、行为的文化及临床重要性;难以建立和维持有效的临床联盟所需要的关系。所以这方面一定要引起我们的重视。

5. 总体文化评估

最后,总结上述几类文化相关问题,并提出适当的管理和治疗干预。

没有人文精神,不关心患者心理痛苦的医学,是惨无人道的。一定要知道,患者是在什么情况下患的这个病。这个对治疗有着很重要的意义,要跟患者建立持久有效的治疗关系,就要建立文化意识,对患者抱有人文精神的态度。

(三)社会文化变迁的临床后果

随着社会的发展,带来广泛、深刻的社会流动性,这为我们临床工作者带来了

不小的挑战。

一个是空间流动性,还有一个就是社会阶层流动。心理工作者服务的对象是全国,甚至全世界各地来的人,这就是空间意义上的对象,我们需要面对各式各样的人。比如有"信鸽"型的人,这类人工作繁忙,需要频繁地出差,来往各地,这类人常常有与压力相关的健康问题。

但是对人最有影响的是社会阶层的流动。每个人都在想着进步,教育从古至今就受到中国人的重视,这是我们悠久的传统文化。孔夫子说,有教无类,只要愿意读书都要给人读;过去的科举制度就是要让每一个阶层的人都有机会通过学习知识达到相应的地位,所以大家都在勤奋上进。但在这个过程中会有很多人失败、失业,而我们中国人在这方面太过"非此即彼、非黑即白",你不成功就是一个失败者,不宽容失败,对弱者缺乏同情。所以我们每个人都害怕失败,这是现在小学生、中学生、大学生背着的很大的包袱。对于这些服务对象,我们就要从社会变迁现象的角度进行理解。

四、文化对于临床治疗的意义

每个求助者因其自身独有的纵向历史观和横向系统观,其心理障碍的内容形式与他人既有共性又有特殊性,都是一个个独立的组合。在实践层面上,心理工作者需要增强文化意识。文化意识的价值在于扩展心理卫生服务的范围与内容,提高服务质量与效益,有利于与病人建立较持久而有效的治疗关系,以在对方生活的多种方面引起持久的变化。

今天我们讲文化,是要把每一个要受你们帮助的人都看作是一个独特的人,不要给工作对象贴标签,不要对他们有刻板印象。不管是中医、西医都要有批判性的思维,要发挥他们的特点。同时,要注意采用本土化疗病术的特长,在使用外来的心理治疗技术时,要考虑文化亲和性和文化差异的问题。

(一)心理疾患干预的层次

我们干预帮助的对象,不仅仅是在大脑新皮层领域的层面说话。我们要照顾患者作为一个动物、作为一个人、作为一个社会人各个层面上的文化人的学习。我们的中枢神经系统里有不同进化程度的三大结构,这叫作"三脑一体"。

(1)原始的爬行脑,这是管理我们的基本本能的结构,例如体温、能量、觉醒、睡眠、繁殖。虽然这些本能不用我们去操心,也不能直接控制,但是我们不能忽略它,更不能人为压抑、破坏它,跟它作对。

(2)旧哺乳脑,或者叫情绪脑,即与边缘系统相关的结构,这是我们用情绪来对环境做最快捷、粗浅的评价和反应的结构。

(3)文化脑、社会脑,这是大脑新皮层上的,与外界进行理性沟通的部分。

(4)家庭环境。我的心理治疗的重点是家庭。对于年幼的孩子来说,父母所营造的家庭环境很重要。有时候父母做出改变之后,孩子就能够"自动地"慢慢好起来。

(5)社区、国家这一类的文化社会系统,甚至生态系统,是心理行为发生的大环境。在发生战争、灾难、重大疫情的时期,整个社会环境产生恐慌,弥漫着消极的情绪时,往往也会使处于这个文化社会大系统的很多人遭受负面影响。

(二)中国文化的多样性

在古代,中医就已与心理学有所关联。最早中医也有纯粹精神性的治疗,叫"祝由术",是古老的催眠技术的一种形式。在儒家、佛家、道家等文化源流中,都可以瞥见心理治疗的踪迹。

传统疗病术中常常可见改变人的意识状态的方法。人们意识状态的变化可以通过对人身体、精神的调控所实现。意识状态可以发展为睡觉和做梦,这是夜里的生理现象。我们也可以在白天让我们的身体进行改变,这就是催眠状态,催眠状态可以是人工诱导(包括祝由、催眠),也可以是自发性的或病理性的。

催眠和睡眠不一样,很多文化里的心理治疗都与改变人的精神意识状态有关。催眠不是睡觉,催眠是特殊的清醒状态,把人的意识缩窄。可以用以下几种方法导致人意识状态发生改变:①感觉剥夺;②知觉剥夺;③感知域强度的高或低;④感知域刺激变异性的复杂或单调;⑤暗示。心理治疗师通常通过暗示让人进入催眠;自我暗示,如在别人指导下打坐、练气功,可以让自己进入催眠状态。

(三) 克服文化屏障,提高心理卫生服务的文化亲和性

心理工作者需要了解自己与来访者之间在知识、信仰、美学、道德、法律、风俗、习惯和能力等方面存在的社会文化差别和相似性,知己知彼。在抱持本民族文化价值观念的同时,对异族文化采取文化相对主义态度和多元化观念,心态宽容,尊重对方的生活方式、经历、自我意识和价值,尤其要注意这些因素与来访者目前症状、处境和预后的关系。

以下的几点,在我们进行临床工作时需要对患者进行仔细观察并重视:求助者对心理治疗的熟悉、认可程度、期待;求助者的求助信念、方式、问题表达方式;求助者语言及非言语表达的使用与对其的理解;注意避免对求助者的隐私、禁忌的探究与披露,牢记保密原则;心理工作者对求助者心理问题的理解、评估与阐释方式;心理工作者对求助者的建议的合适性、直接性、时机及强度;心理工作者与求助者共同制订治疗目标。

五、中医——对中国人最有用的心理治疗?

结合到具体临床情景,我们需要注意这些事情:怎么说话,怎么把握时机,哪些事情该说,哪些事情该隐讳?

切莫将中医视作一门离现代生活很遥远的古老学科,也不能仅仅看到其物质性的一面。中医值得我们现代医生和心理治疗师重视的,还有其扎根于民族文化,巧妙运用人际互动和患者心理活动特点的方面。

(一)"用心"

这一方面是指医生的内在涵养和精神气质,另一方面是指关于患者目前状况的各种心理因素;用自己的心去领会对方的心,"以己之神,会彼之神",为的是建立一种和谐、自然和信任的关系。

通过"望、闻、问、切"四诊法,老练的中医已能了解许多与疾病相关的现象的心理学意义。许多古代名医在接触患者时有惊人的"直觉",能够迅速而准确地把握

患者疾病的社会-心理背景,尽管他们常常并不追问细节,也不给予直接的评述、解释。看中医的过程,患者感到仿佛进入了理想的港湾。

中医的诊疗过程既可以让患者感到受到保护、温暖、安慰,得到生活的指导和得体的解释,又可以避免直接讨论与心理问题相关的,让人尴尬、窘迫的话题。一个好的中医会向患者表现出进入一种同情和理解的关系的意愿,同时又使用着一套特殊的语言。中医语言听上去与目前的问题情境没有多大关系,却正好适合于患者的内在状态。

这体现道家所推崇的人际关系模式,即"处人于若即若离之间";而对待当前事务的方法,又合于另一种道家原则——"处事于若有若无之道"。

在诊疗过程中,要用精选的专业术语,分析疾病的机制和"动力学特点",如阴阳失调、五行相生相克、肝气淤结之类,并据此开出处方;紧接着,对处方成分又有相应的功用方面的解释,即"君臣佐使"的搭配。如此高雅而深刻的语言,是相当有隐喻性的"形而上"的语言,无具体所指,但有很强的象征、暗示作用。它们由智慧的医生以极诚恳的态度表达出来,尽管多数患者并不真正领会,但却深信不疑。对此,人们是凭着"感觉",也即一种文化上默契的共情去领会的,并不在乎字面的理解。这是中国式的"改释法",符合于中国人的思维方式、认识论"内在地图",及其与外界交流的行为规范。

(二)中医诊断的"动力性"特点

中医诊断的"动力性"特点,与西医诊断存在不同——中医在分析时对不同因素之间的关系有动态的看法,而且给患者下的诊断并不是固定不变的"标签"。中医中没有完全对应于西医诊断分类中疾病单元的概念,似更强调对"综合征",即"象"的整体把握。

"象"是随时在变化着的。因此,一个患者的预后取决于各种内外背景性因素,不会如常在西医中遇到的那样,背着一个冷冰冰的"判决"。

(三)辨证施治的"动力学"特点

处方不仅因人而异,还依同一患者不同时期和阶段的状态随时调整。

药物按"君—臣—佐—使"的权重顺序精心挑选,对具体用途与作用有相应说明;用量调整乃至种类增减与诊断上的辨证相辅相成。

疗效并不仅来自药物的物质性作用,而是与检查、分析、诊断、解释和开处方这些过程相联系。在有些情况下,药物仅是安慰剂而已,但行为和语言极大地放大了药物的安慰剂效应。

如此,药物是心理治疗不可缺少的工具。这与中国人崇尚"实用理性",不尚空谈有关。精彩理论得有物质性媒介,尽管二者并无实质性内在联系。

(四)中医也有纯粹的心理治疗

在黄帝内经里,有专门的文字讨论"移精变气"的理论和实践问题。古代所用的方法称为"祝由"。

在中医中也存在催眠治疗术。在中医的催眠治疗术中,治疗者会使用语言、行为(包括养生气功、舞蹈)来调动患者身上的积极因素,转移其注意力,打断认知、情绪与症状间的恶性循环。在 20 世纪 80 年代仍有报道运用"祝由变位原则"治疗疼痛的案例,说明中医的催眠治疗术是具有成效的。

华佗也曾采用激怒疗法对患者进行治疗。史书记载了他的行医活动,其中有他善于调动情志因素进行心理治疗的案例。华佗曾经在给患者治病时发现其有负面情绪郁结在心,难以宣泄,然后就故意激怒这位患者,使得这位患者的负面情绪通过发火的方式得以发泄出来,使其郁闷、思虑被倾诉出来,病情大为好转。清朝的李建安医生也用过这种方法来治疗一位读书人的恐怖症状。而这种激怒疗法,使人想到弥尔顿·爱里克森的心理治疗方式,他称这类方法为"利用"。足以见得,古人的智慧与西方的心理治疗方法存在共同之处,中国文化是博大精深的。

中国文化当中有丰富的文化多样性。我们今天所谈论的东西是要注意在建设新时代的中国特色社会主义的道路中,我们要特别的关注我们的服务对象这些方面的特点,然后才会比较有针对性地帮到他们。我们心理工作者以后要提高文化能力,做到包容理解,具有人文精神。

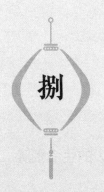

捌

儒学生命化诠释与生命教育建构

撰稿人介绍

何仁富，浙江传媒学院马克思主义学院教授，生命学与生命教育研究所所长。兼任中国陶行知研究会生命教育专业委员会副理事长，华人生死学与生死教育学会副会长。主要从事儒学生死学生命教育的研究，出版《生命教育引论》《生命教育的思与行》《生命教育十五讲》《西湖生死学》《生命与道德——尼采的生命道德价值论》《感统与传承——唐君毅的生死哲学》等著作十余部。

一、引语：儒家、儒学与中国人的生命根脉

中华文化从诸子百家到儒释道三教合一，对中国人之为中国人的意义建构、价值塑造都产生了根深蒂固的影响。相对而言，儒家和儒学，更是构成中国人生命的人文底色。

"儒家"是"儒学""儒德""儒教"的统一体，是"信""德""慧"的三位一体。用现代术语说，儒家是哲学、道德、宗教的三者合一，是哲学、道德、宗教的综合性事业。"儒学"是哲学，但又不只是哲学，一方面，它要把自己的学说践行到生命实践中去；另一方面，"儒学"又即天道以言人道，对客观的真、善、美、神圣持一"当下即是"的信念。"儒德"是道德，但又不只是道德，一方面，它有一整套关于社会生活、日常生活以及个人成长的伦理道德规范，但另一方面，这些规范又不只是就事论事、就物论物的，而是依据于仁心仁体的自然流露，并与天德流行自然统一的。"儒教"是宗教，但又不只是宗教，一方面，它强调行必有所信；另一方面，它关注的是主体的"能信"，而不是作为客体的"所信"，它既信超验的天地，又信经验的祖宗、圣贤，它既坚持"当下即信"的道德信念的作用，又强调对仁体的体认和自觉的重要。

儒家尽管是宗教信仰、哲学智慧、道德实践三位一体的事业，是信、德、慧三者合一的事业，但核心的和根本的，则是实践的道德精神，是能够体贴他人与万事万物的无限的胸襟与心量，是仁心仁体的自觉敞现。儒家的信仰，可以从当下一极小的事中有所信之道开始，比如，见孺子将入于井，当下动恻隐之心即往而救之，此"救孺子"的行为源于实践者的"不忍之心"，并自信此"救孺子"之事本身就有仁道在，是自己当做之事。但是，这一当下的偶然道德实践还只是人的作为"仁之端"的恻隐之心的自然流露，还不足以为儒者道德实践之道。要真正自觉此所信之道的全幅含义，必须不断地自觉扩充这原始的当下一念，并力求尽量地加以实践。这就

是一无尽的践行仁心的道德实践,也是人之所以为士、为君子、为贤、为圣的终极之道。

儒学是生命的学问。儒家对生命的理解是贯注着天道性命的,是一种视大如小、视小如大的宇宙生命与个体生命合一的"天德流行"的生命。这样一种生命观,正是对治现代工具理性化的生命困顿的"良药"。这药,既是"营养"也是"治疗"。儒家历来强调教育的重要性,这种教育本质上就是个体生命与宇宙生命打通为一的生命教育,儒家有一整套关于生命教育的理念、策略、方法、途径等的叙述与实践。儒家教育即"儒教",根本上便是生命的教化;而儒家者,便是以生命的学问从事生命的教化为事业之"家"。

二、儒学生命化诠释:儒学作为生命的学问

儒家在根本上是生命的学问,儒学的学术旨趣、范畴体系、理论特色无不是以生命问题为核心来展开和呈现的。但是,儒学在历史上更多时候是被政治化诠释(如两汉经学)、哲学化诠释(如宋明理学)、学理化诠释(如现代新儒学),由于解读路径与方法的非生命化,儒学作为生命学问的特色长期晦而不彰。儒学的诸多面相,根本上都是围绕其生命观展开的。对于博大精深的儒学,只有回到其"生命"原点才能真正领悟儒学的精髓和要义。儒学的生命化诠释,便是回到"生命"原点,阐释出儒家学问的生命意涵。

子曰:"志于道,据于德,依于仁,游于艺。"(《论语·述而》)孔子这句话,可以视为《论语》思想的总纲,也是儒家作为"生命的学问"的总纲。人生的理想在开发人人可走的大道,这一大道是通过每一个人德行的修养的正路而展开的,德行修养的可能基础,就在于人人内在的仁心发用上,仁心发用就落实在诗书礼乐的人文教化中。人生大道的庄严与德行实践的功夫,都在悠闲自得中呈现,这便是生命存在的圆满境界。因此,我们对儒学的"生命化诠释"也将紧扣这一总纲展开。

(一)志于道:儒学的生命意识

中国哲学尤其是儒家哲学在理解人生在内的所有问题时有一个基本的宇宙论

预设,这个宇宙论预设就是:要在宇宙整体的立场上来理解最高的原则、精神、价值和境界等问题。这些最高的原则、精神、价值和境界等,在《论语》中统称为"道"。杜维明指出:"'道'所关注的问题是人类存在的终极意义。尽管'道'在本质上是人类学的,或更为恰当地说,是天人学的问题。"[1]在这样一种"天人学"视野里,儒家对生命的基本理解,是具有宇宙论意义的。换言之,儒家所表现出来的生命意识,是一种具有宇宙视野的生命意识。

"道"的字原,从辵(辶 chuò)从首,首亦声。"首"指"头"。道的直接字原意义,即头行走。意识带领身体(的走向),是万物万法之源,是创造一切的力量,是生命的本性。由此,"道"也具有人向前期望其所将行的道路,以此自导其身、自导其足而前行。"前望",即其知的前伸,也即有其知所通达。次第前望,即其知也便次第通达,并超越其前知所通达。次第前行,即其行次第通达,由此也就次第超越其前行所通达。这就是"道"的原始义:"通过或通达而超越"。所有的"道",在生命意涵上,都不脱离"通达而超越"的本意,彰显的是生命内在的通达超越,生命向他人及社会世界的通达超越,以及向天命超验世界的通达超越。

志于道,是有心为人生开路,这一条路是通过德行打开,而其根源动力就在仁心的发用。所以,"道"的正大,"道"的真实庄严,也就是"道"的价值意义,都是经由仁心的发用、德行的修养、诗书礼乐的人文教化而开展出来的。此"道"在人类历史的长河中,不断增加其新的内涵,成就了文化的盛德大业。所以,孔子说:"人能弘道,非道弘人。"(《论语·卫灵公》)做一个人,要靠自己去打开出路,挺立庄严,而不是依靠客观外在的道来提住拉引我们,所以说"非道弘人"。价值是要人自觉去开发实现的,而不能是被给予的;即使可能被给予,这个价值也不是真价值,至少是廉价的。道只能依于自我仁心的发用与德行的实践,才能开出,所以说"人能弘道,非道弘人"。

尽管天下或有道或无道,但人闻道弘道的使命却须臾不可离,此即"志于道"。子曰:"谁能出不由户?何莫由斯道也?"(《论语·雍也》)哪一个人走出屋子不由门户?哪一个人不沿着大路行的呢?孟子曰:"天下有道,以道殉身;天下无道,以身

1　杜维明.道学政:论儒家知识分子[M].钱文忠,盛勤.译.上海:上海人民出版社,2000,1-2.

殉道；未闻以道殉乎人者也。"(《孟子·尽心上》)天下有道的时候，我便以道跟着我的身边；天下无道的时候，便以身跟着道至死不去；从来没有听说以道去迁就人的！《中庸》曰："道也者，不可须臾离也；可离，非道也。是故君子戒慎乎其所不睹，恐惧乎其所不闻，莫见(音现)乎(乎，犹"于")隐，莫显乎微，故君子慎其独也。"(《礼记·中庸》)道是不能有一刻离开身心的；如果可以离开，那就不是道了。所以有德的君子在众人所看不到的地方要戒饬、要谨慎，在众人所听不到的地方要恐怕、要畏惧，没有比看不见的地方更易看得见，没比不清楚的地方更清楚，所以一个有德的君子，最谨慎小心的时候，是独居的时候。

对于具有宇宙论视野的"道"，孔子是用"志"来搭配的，所谓"志于道"。"志"，就是心之所之。"立志是使自己之实际的存在成为一理想的实际存在。立志之志，不只是'向'一定的目的，或普遍抽象的社会文化理想人生理想，而是由当下之我之实际存在，'向'一理想之实际存在，而由前者'之'后者，由此而后志可真成为：转移变化此实际之我，超升扩大此实际之我的力量"[1]。心所追求的那个东西就是"道"，这是人心追寻的终极目标。对孔子而言，没有什么比获得"道"更高的目标了，所以他说"朝闻道，夕死可矣"(《论语·里仁》)。人生的理想，本在大道的开发，一朝发心闻道，也算不虚此行了。虽说，死生是人生大关，但是，如果不能"守死善道"(《论语·子罕》)，就突显不出生命的庄严，可以说虽生犹死。在这个意义上，孔子又说："志士仁人，无求生以害人，有杀身以成仁。"(《论语·卫灵公》)志士当是"志于道"，仁人当是"依于仁"，道由人而开出，可以杀身以成就仁，也就是朝闻道夕死亦无不可的意思。当然，为了闻道成仁，不一定要付出"夕死""杀身"的代价。所以，这句话仅仅强调人生在世，总要有理想、有担当，才能挺立生命存在的价值，决不可为了功名利禄，苟且求生，而放弃了人生的操守原则。所以说："士志于道，而耻恶衣恶食者，未足与议也。"(《论语·里仁》)又说："君子谋道不谋食，……忧道不忧贫。"(《论语·卫灵公》)不耻恶衣恶食，不谋食不忧贫。安贫，正所以乐道。这是把生命从衣食物欲的层次提升到道德理想的层次，生命的庄严才因此而得以确立，存在的价值也才因此而开显。

1　唐君毅.唐君毅全集(第七卷)人生之体验续编[M].北京：九州出版社，2016.

　　道为人类共生共存共进化之大路,人人率循其生存之本能(率性)以行此路,故此路为平易近人(道不远人);时时需要修理,使其通达无阻,是以需要教育(修道之谓教)。路之大大小小,为数甚多,简单归纳,共有五条通达之路(君臣、父子、兄弟、夫妇、朋友),行走及修理此路之目的为爱人(君子学道则爱人,修道以仁)。是以仁为道之重心,有仁则有道,不仁则无道。仁之本在孝悌,亦称亲亲,扩而充之为仁民,再扩而充之为爱物。果核曰仁,因其具有生命。是以仁为人类所赖以生存者,为道德之基本,为做人之先决条件。人人具备此条件则有道,有道则有人类,其重要有胜于个人之生命。故曰:"道也者,不可须臾离也,可离非道也。"(《礼记·中庸》)

　　孔子的一生,就是悟道、体道、乐道、传道的一生。天生孔子,是要孔子发狮子吼,以使无道的天下归于有道,使迷途之人皆能知返。天下之无道久矣,世人之习于利欲熏心,而迷惘度日之生活,亦已久矣。故孔子于其时出,而周游列国,宣扬正道。孔子不得王者之位,以治国平天下,这是有委曲处的。但亦因其无王者之位,而凸显师道之尊。他以一介平民而被公认为可作王者,可为王者师,由是而士子皆自觉人皆有其人格尊严,皆可开显无限的价值。从而使有志者皆知所向,而奋发兴起。孔子的生命历程,可谓是道成肉身,亦可谓是肉身成道。"道成肉身"是从客观方面说的,孔子的德性人格生命,乃是天道之具体呈现,天道以孔子的具体生命以形著其自己,彰显出无限的意义与价值。"肉身成道"是从主观面说的,孔子是经过了不断的努力、不断的践仁尽性,然后使一己的生命浑全是道体的流行。

　　儒家以"志于道"展现自己宇宙论视域的生命意识,为儒家生命学"奠基"。儒家把宇宙视为一个道德的宇宙,形成了一种道德的宇宙观。这种宇宙观,以道德的思维方式来理解天和人的关系,将天道运行的自然规律内化为生命的美德属性;同时,以道德的思维方式来理解人与他者的关系,将个体的道德行为原则扩展为不同个体之间的伦理规范;而且,以道德的思维方式来理解人与自我的关系,将自我内在的生命本质扩充为外在身体的行为规范。也就是说,儒家道德的宇宙观,是在天人合一思维方式的基础上,通过对道德性的宇宙秩序的前提预设开辟了道德生命的价值之源;在此基础上,在普遍人性的意义上解释了人之所以为人的问题,实现了对生命本质的道德觉解和伦理认识,由此挺立了道德主体。

（二）据于德：儒学的生命价值

儒家从"德"的角度理解人的生命本质问题，形成了儒学独特的人性论，也是其生命价值论，"据于德"就是《论语》为儒家开显出的人性论和生命价值论。这种生命价值论认为：人作为一种生命存在，既具有与动物等其他存在者相同的物质属性，也具有与动物等其他存在者不同的精神属性；人同于万物的物质属性即气质之性是有限的，人需要通过自身的努力来克服和超越这种有限性，这种超越就是人的生命的道德性之所在。把人当作道德之人来看待，这是儒学最基本的人性论和生命价值论。既然"德"是人之所以为人的本质规定，孔子用"据"来搭配"德"。所谓"据"，就是"执守"之意。也就是说，人必须执着地守护自己的道德，才能真正地称得上是一个人。儒家相信，人只有真正理解了自己的生命本质，才能按照这样一种本质规定去过一种相符合的人生。

"德"包含两层规定性：一层规定性在心，指人涵养于内的精神秩序，即人之为人的心性本源，是谓"德性"；一层规定性在身，指人表现于外的行为秩序，即人之为人的行为方式，是谓"德行"。"天生德于予"（《论语·述而》）是德性；"据于德"（《论语·述而》）与"德之不修"（《论语·述而》）是德行。修是修持，据是执守，都是在道德的实践上讲；德性则是就道德的根源上讲。据于德，是说人生的理想大道，是由德行操守的修养而开出的。德行操守的实践，则是由仁心的自作主宰而发动。所以在孔子这里，"德"是对人之所以为人的全称规定，即人之所以为人的本质在"德"。人是有德之人——人既是德性的存在者，又是德行的实践者。内在的德性与外在的德行，是按照"合外内之道"的方式实现真正的结合——"人之所以为人"与"人能够成为人"的问题也就实现了真正的解决。

以孔子为代表的先秦儒家，正是以合外内为一体的思维方式来理解"德"，强调"德"是"内得于心，外得于物"的生命秩序。"内得于心"，也就是说，人的自然生命本性中先验具有一种内在的道德秩序，即"仁体"（仁性）；所谓"外得于物"，指人在伦常日用之中建立起行为的伦理规范，即"义路"。因此，人作为一种道德的存在，就其实质内涵而言，指的是人内在精神的道德秩序能够外显为外在行为的伦理规范，是仁体与义路的内外一体。这正是孔子"文质彬彬"所说的人的生命状态。按照孔子对"文""质"的界定,"质"是指人之真实生命的自然本性,"文"是指人为创造的文化成就。在孔子看来,"文胜质则史,质胜文则野"(《论语·雍也》),因此,文质之间需要名实相符。由此,孔子"文质彬彬"所理解的人具有一种自然生命与文化生命圆融无碍的生命韵律。而无论是孟子先验的德性思路,还是荀子经验的德行思路,儒家都是把人看作一种道德的生命。

孟子说:"恻隐之心,仁之端也;羞恶之心,义之端也;辞让之心,礼之端也;是非之心,智之端也。"由是,"无恻隐之心,非人也;无羞恶之心,非人也;无辞让之心,非人也;无是非之心,非人也。"(《孟子·公孙丑上》)这"四德"实际上也是人们比较公认的"基本善德"。这四个基本善德不是必须在人与人的关系、人与社会的关系中才表现出来的,而是在对自己的活动的反省中就可以自知的,即是存在于我们自己的活动中的。

我们最初所觉察到"善"的活动(德行),都是能成就促进其自身、使其自身继续与发展的活动。这种最"原始的善",就是"道"最原始的含义的呈现:"通达而超越"。这种善德是"自己求成就自己",即自己对自己之"仁"。我们所自觉到的第二种"善"的活动(德行),一方面是能求自身的继续发展,另一方面是能不固执黏滞于其自身的活动。这种善德便是"自己为另一自己留地位",即自己对自己之"义"。我们所自觉到的第三种"善"的活动,是一方面求自身的发展,一方面能自觉地求促进、引发、辅助完成更多未来其他活动的发展。这些善德便是"自己对将来自己之活动的尊重",即自己对自己之"礼"。我们所自觉到的第四种"善"的活动,是经常保持清明理性以反省自己的活动,对于每一种活动,都力求其能为过去、现在、未来之我所承认,而属于我们自己贯通统一的人格。我们自觉到的这"第四德",便是"自己保持清明理性,以判断自己",即自己对自己之"智"。这种对自我生命内在德性的自觉,便是《大学》所说的"明明德"。

儒家注重修身,修身的实质在修心。修心的目的无非是要引导一种合乎道德的行为,但修心的过程却有两个方向,一为外向型,一为内向型。外向型是将修心直接指向外在的言行,通过修心直接控制外在的言行,使之符合道德。而内向型则不是将修心直接指向外在的言行,它先使人向内把握到某种普遍的人性,达到某种人性的自觉,然后再以这种自觉向外来展开道德实践活动。两者都能实现某种自觉的道德行为,但两种自觉是有层次之别的。儒家把对心性的把握视作道德实践活动的前提。但从根本意义上讲,儒家不希望人的心性是一个被动的工具性的东西,不希望人是被动地控制自己的心性从而达到一种可能令人不悦的道德自觉,当然也就是不希望人本身成为一个道德工具。儒家所希望的是,道德不是仅仅表现为一种外在规范,而更应该是人的自由本质的一种体现。儒家认为实现这种状况的关键仍然在心性上,于是心性论就成了儒家伦理的一个核心论域。

作为一种道德的生命,养成人之现实生命秩序的,既源于自然生命中所先验具有的内在道德秩序,也本于文化生命中所后天教养的外在伦理规范;内在道德秩序与外在伦理规范以"合外内之道"的思维统一起来,才真正实现与提升人的生命精神。而能够在整体上涵容和实现这一生命精神的,则是礼乐,礼乐皆得的生命才是真正有道德的生命。从礼乐的学习中,人会了解礼之客观性的意义,而循理而行,心气自然平和,人的精神便投注于客观之礼义上,而摆脱了闲思杂虑。如是,人的心志便会纯一,而自然昂扬上进,不再苟且昏怠,而人的本心亦易于呈现,这时,人的内心,当然是呈露着无比快乐的。

孔门之学,以成就德行为目的。子夏曰:"贤贤易色;事父母,能竭其力,事君,能致其身;与朋友交,言而有信。虽曰未学,吾必谓之学矣。"(《论语·学而》)学习的目的在成德,博学于文,必约之以礼,多方学习,必求见于行事,即于伦理生活中作真实具体的践履。若能真实做到上面各点,其人必已对道德有充分之自觉,已下了很大的修养工夫。践德成圣贤,是反求诸己之事,一定要自己下工夫去做,你自己不下工夫,孔子亦无办法。所谓传道,并不是孔子把道交给弟子,而是要弟子自己下工夫,以求契接此道。道自在天地之间,只要你自觉,便当下即是。冉求曰:"非不说子之道,力不足也。"子曰:"力不足者,中道而废,今女画。"(《论语·雍也》)德性之学与一般经验知识之学是不同的。如学习一般学问,或材艺,是可以说力不足的,因人的气禀不齐,资性有异,每人可按其天资随分学习。但克己复礼,反求诸己以成君子、成圣贤,更无关于天资的高下,气质的昏明,只要有志于此,不止不已,便可成君子。因苟志于道,便会精诚不已,内在的真生命一旦呈现,便会有真正的道德实践,而不是气质上的浑浊所能阻碍的。孔子以其生命体会此道、体现此道,使得后世有志求道之士知所向往。但虽如此,还是要从各人自己在生命中、在心中去求道,而不能只在语言文字上求,只模仿圣人的外在表现,是不能入于圣贤之门的。

(三)依于仁:儒学的生命信念

"志于道",开出了人生的理想;"据于德",指点了实践的功夫。人的生命何以能够开出人生的理想,又能够具有实现此理想的实践功夫呢?"道"的理想与"德"的实践,都"依于仁"。孔子认为,人心内在之"仁",是我们能够"志于道""据于德"的根据。因为人人皆有"仁心","仁心"挺立了人性的尊严,并开出了道德人格的世界。

依于仁,是说"志于道,据于德"之所以成为可能,其根据就在于人有仁心,且仁心会呈现,会自觉,会开发理想,而实践德行。人生可以开出理想,可以修养德行,它可能的超越根据就在于人有仁心。仁心会呈现,所以德行不仅是应然的价值,也是实然的存在。仁心一呈现,人就有"不安"而"求安"的道德感,就有应该不应该的价值自觉。仁心是人人都有的,所以德行的路是人人都能走的。如此,人生的理想也才会有它的源头而不至于只是空中的浮云、水上的浮漂。如是,通过德行修养开出的人生大道,才具有普遍性与必然性。仁心自作主宰,不被世俗牵扯也不被功利拆散,可以奠定生命的方向。"依于仁"是《论语》为儒家开显出的心性论,对"自作主宰"的仁心仁性的坚信,是儒学的基本生命信念。

儒家为什么要在"德"的生命价值论(人性论)基础上,进一步谈"仁"的生命信念(心性论)? 孔子开启的儒家生命价值论,目的在于解释人之所以为人的生命本质在于德,即说明人是"有德之人"。"德"既是人的本质规定,也是人的存在方式。德是生命的崇高秩序。在孔子之前,生命的秩序是建立在所谓"天命"的基础上的。作为儒学的开创者,孔子的伟大贡献,就是通过"天生德于予"(《论语·述而》)的天人合一思维方式,把生命秩序的最高保证从"天命"还原到了人身上。这一还原不只是直接经验上说明人的德行,更根本的是说明人之德行的先验德性基础,这一基础便是"仁"。孔子在人自己身上,找到了传统天命观念的理性替代物——"仁"。所以孔子才说"当仁,不让于师"(《论语·卫灵公》)。"仁"既是自有,又是自为,是人之生命的本质规定,也是人之行为的秩序规范。自有自为的"仁",向我们提供了一种道德秩序的最高保证。所以,对于"仁"就需要做到遵从不违,孔子用"依"与"仁"搭配,说"依于仁"。依者,不违之意也。

"仁"在儒学的思想话语体系中含义很广泛。综合孔子的言论,我们可以说,孔子的仁代表一切善德的总纲,而"生生曰仁"则可以说是对生命的最本源性理解。"天地之大德曰生,圣人之大宝曰位。何以守位?曰仁"(《系辞下·第一》)"文言曰:元者,善之长也。亨者,嘉之会也。利者,义之和也。贞者,事之干也。君子体仁足以长人,嘉会足以合礼,利物足以合义,贞固足以干事。君子行此四德者,故曰乾元亨利贞。"(《乾卦·文言》)"安土敦乎仁故能爱。"(《系辞上·第四》)韩康伯注说:"安土敦仁者,万物之情也,物顺其情,则仁功瞻矣。"乾卦的元,在文言中解为"乾元者,始而亨者也。"始而亨,代表生命的萌芽和发育。韩康伯以安土敦仁为万物的性情,所谓安土敦仁即是安于自己所生长之地,以求发育。万物顺从这种性情,"则仁功瞻矣",则生命的发育便显而易见了。

《易经》以天地、万物、人合成一个宇宙,同由阴阳之气变化而成。阴阳之变化,目的在于生生,生命乃随阴阳之气,流通于宇宙间,宇宙万物以生命而互相联系。《论语》里也有这种思想,孔子说:"天何言哉?四时行焉,百物生焉,天何言哉!"(《论语·阳货》)天道周流宇宙,使万物适时而生,适时而用,这就是代表宇宙生生之理,代表仁道。天地之道为诚,诚则顺着物性,故能化生无数的物,因此天地之道,自然而然向着生命。"大哉圣人之道!洋洋乎发育万物,峻极于天。"(《中庸》)圣人之道和天地之道相遇,天地之道为化生万物,圣人之道为发育万物,发育万物乃称为仁。

"仁"也是孔子的"一贯之道"。"子曰:'参乎!吾道一以贯之。'曾子曰:'唯。'子出,门人问曰:'何谓也?'曾子曰:'夫子之道,忠恕而已矣!'"(《论语·里仁》)"吾道"是"志于道"的道,"一以贯之"是"依于仁"的仁。仁心发用,一方面是"己所不欲,勿施于人"的恕,另一方面也是"己欲立而立人,己欲达而达人"的忠。不管是忠还是恕,都从于心,也就是说都是由仁心发出的。忠是尽己之心,恕是推己之心。所以朱子以"尽己"解"忠",以"推己"解"恕"。由此可知,孔子"一以贯之"的"一"就是仁,而"一以贯之"的道也就是仁道。

仁是在每一当下情境随时呈现的,不是遥远不可及的存在。只要一念自觉,仁当下就呈现。子曰:"仁远乎哉?我欲仁,斯仁至矣。"(《论语·述而》)欲或不欲,是意志的问题;可欲仁也可不欲仁,正说明意志是自由的。我欲仁,不仅是意志自由,而且是道德意志。这便是讲的仁的自觉。欲仁则仁至,说明仁是内在本有的。所以,对于每一个体生命而言,"仁"不是有没有的问题,自觉就有,不自觉就没有。仁心有时显,有时不显;有时呈现,有时不呈现。只要反求自己,一念欲仁,斯仁已至。换言之,对孔子来说,道德是内发自律的,而不是外求他律的。道德不仅是应然的价值,也是实然的存在。

仁一方面是不期待于外在事功而内在自足的;另一方面,在仁心发用中,我们又总是会从不容己的自我要求通向家国天下的理想担负。也就是说,仁本于内在心性而又总会通向于外王事功。现代新儒家唐君毅以"仁"说孔子之"道",又以"感通"言说孔子的"仁道",极为深刻。"孔子之言仁与求仁之工夫,乃实有与他人之生命之感通,与对吾人一己自身之生命之内在的感通,及与天命鬼神感通之三面。""一己之生命之内在的感通,见一内在之深度;己与人之生命之通达,则见一横面的感通之广度;而己之生命之上达于天,则见一纵面的感通之高度。"[1]

"仁"是一种爱的情感。樊迟问仁,孔子答以"爱人"(《论语·颜渊》)。一个人对他人的爱,会使这个人看到他人身上所具有的优秀特质,并进一步发现,这种优秀特质值得我们欣赏和学习,如孔子就说:"三人行必有我师焉,择其善者而从之"(《论语·述而》)。这种欣赏和学习的态度就会驱使我们把他人看作平等于我、甚至是优秀于我的人,于是,这样的态度就会进一步驱使我们做出改变以及超越自己。因此,一旦唤起心中的爱,一个人也就具备了成为一个仁人的最大的内驱力。

"依于仁",就是要随时自明自己生命中所具有的这份爱,并安于其中,通达其外。子曰:"仁者安仁,知者利仁。"(《论语·里仁》)"仁者安仁",仁一方面在心的不安处显现,一方面又由不安而求安。前者是说仁会随时呈现,后者是说仁是道德的根源发动。问题是心求安,要安于何处呢?孔子云:"视其所以,观其所由,察其所安。"(论语·为政》)"所以"是动机,"所由"是途径,不管是动机或途径,不能听任其浮动飘摇,而要安于仁,定于仁。如果"所安"在外,最终是定不住的,由此而永不得

---

1 唐君毅.唐君毅全集(第十九卷)中国哲学原论·原道篇(一)[M].北京:九州出版社,2016.

安。仁者不安而求安，就安于仁的自身，这样仁才能定在自己。能定住自己，才能定住生命。仁是自安自足的，仁就是道德生命圆满人格的最后依据，所以我们只能是"依于仁"。

（四）游于艺：儒学的生命态度

人不能只是活在自己生命之内。人的生命一方面要接受"外在"的熏陶，另一方面又必须不断开出新的"外在"。此"外在"即人类的文化世界。对孔子来说，就是"周文礼乐"。当依据于"仁心"的"道"的理想和"德"的实践被结合到"周文礼乐"的文化世界时，就是"游于艺"。"游于艺"是人文涵养，是通过人文世界的内化，以化成生命人格，滋养性灵，如此而不使道德实践沦为干枯的"独善其身"。

艺就是六艺，即礼、乐、射、御、书、数。孔子说："兴于诗，立于礼，成于乐。"（《论语·泰伯》），而"子所雅言，诗、书、执礼，皆雅言也。"（《论语·述而》）诗书礼乐用以兴发心志，稳立人生，成就德行，也就是所谓的人文教化。道，要人人能走，就有了客观的意义，所以艺是外王的学问。儒学的德行实践所开出的人生大道，是在诗书礼乐的润泽陶养中，而不是素朴无文、刻板自苦的。也可以说，这就是生活的"艺术化"，"游于艺"就是在悠然自得中实现圆满的人格。这是儒学最基本的生命态度，也可以说是一种艺术化的、审美的生命态度，或者说礼乐的生命态度。

子曰："君子博学于文，约之以礼，亦可以弗畔矣夫！"（《论语·雍也》）孔子的意思是直白的、明确的，即君子广博地学习文献典籍，并用礼节加以约束、节制，也就不至于离经叛道了。孔子对颜回是很欣赏的，对这个学生的"好学"评价很高。在《论语》中有三段文字做了表述。一是孔子和子贡的对话，子贡说："赐也何敢望回？回也闻一以知十，赐也闻一以知二。"（《论语·公冶长》）孔子肯定了子贡的回答。二是鲁哀公问孔子："弟子孰为好学？"孔子对曰："有颜回好学，不迁怒，不贰过。不幸短命死矣，今也则亡，未闻好学者也。"（《论语·雍也》）三是季康子问孔子："弟子孰为好学？"孔子对曰："有颜回者好学，不幸短命死矣，今也则亡。"（《论语·先进》）孔子认为门下弟子颜回是最"好学"的人，颜回死后，再没有颜回这样"好学"的学生了。孔子教导弟子说："好仁不好学，其蔽也愚；好知不好学，其蔽也荡；好信不好学，其蔽也贼；好直不好学，其蔽也绞；好勇不好学，其蔽也乱；好刚不好学，其蔽也狂。"《论语·阳货》）从这里可以看出，在孔子看来，所谓仁、智、信、直、勇、刚，均是以学问或者博学为基础的，或者说是以学问和博学为前提的，是相辅相成、共生共长的。

在学以成人的语境中，孔子用"游"来与"艺"搭配。"游"代表了孔子所表征的一种基本生命态度。"游"的态度源自孔子对儒学的一种基本理解，即儒学来自每个存在生命对其生命天性的直接感受和深情呼唤，因而儒学应该是一种快乐的活动。快乐的活动就是游戏。孔子说"游于艺"，这是在暗示我们，儒学本身就有它活泼和清新的一面，我们不需要以严肃的心态通过理性思辨去建立信仰，只需要以来自人性深处的冲动与渴望去融入其中。

"学"，要达到悦、乐，一定要不断超越知识自身。或者说，要超越对知识技能的单纯功利性的态度。"子曰：知之者不如好之者，好之者不如乐之者。"《论语·雍也》）知而好之，这类似于西方人的"爱智"。但孔子并不到此为止。"好之"，有一个对象；而"乐"则是心中之"乐"，是超越了对象性意义的"乐"。所谓"乐则生矣，生则恶可已也；恶可已也，则不知足之蹈之手之舞之"《孟子·离娄上》），所说即此"乐"之义。

对于这种学习中的"乐"，孔子用一个"游"字来表征。这"游"字所标示出的为学路径是：为学既要涵泳于"艺"，又不偏执于"艺"。因为这里的"学"它不是单纯的学技术，不是单纯的学知识。由此路径，知识技艺被艺术化了。"学，不学操缦，不能安弦；不学博依，不能安诗；不学杂服，不能安礼；不兴其艺，不能乐学。故君子之于学也，藏焉，修焉，息焉，游焉。夫然，故安其学而亲其师，乐其友而信其道。"《礼记·学记》）知识技艺是可以普及、可以重复进行作业的东西，而艺术则是充分个性化的产物。个性化，是使普遍而平均化的东西与个体的内在心灵生活相关联。在这里，才会有兴趣、趣味发生。

《庄子·养生主》篇讲庖丁解牛，庖丁解牛的一举一动，"莫不中音，合于桑林之舞，乃中经首之会"，其技艺转变为完全个性化和艺术化的表现，因为他已由技而进于"道"。所以文惠君可以从庖丁的解牛而"得养生焉"——即超越技艺而进入生命之域。从这里，我们可以看到这个"学"与生命存在的相关性。表现整体生命的"学"，离不开"艺"，但又不能停留在"艺"上。人不能直接地由知识技能这条路来达到"真实"。生命要由"道"为人的分化了的现实存在奠基,并起到整合的作用。但道不是抽象的东西,它的具体的表现,就是"德"和"仁"。故云"志于道,据于德,依于仁,游于艺"。"游于艺"的内涵,是希望在文化事业的过程中实现"以文化人",使自己的生命得到提升与发展,即学以成人。"游于艺"就是"学而时习之"。"儒"代表的是一种为己之学,"儒"是自己为了满足自己的需求而进行的一种学习,这种学习的目标是让自己成为君子。个体生命的身体化行为表现,乃是从每个人都具有的真实无妄的心(仁心)中萌发的,所谓"依于仁"就是这个"心"构成了人的生命存在和实践的基础。

归根到底,儒学就是要满足人人具有的这颗真实无妄之心(依于仁)的真正需求。而人心的真正需求,就是被称为"至善"的那些道德价值(据于德)。因此,儒学是满足和解决人心向善的需求问题。《论语》提出了"下学而上达"的思想,这种上达指的是具体生命追求"止于至善"的道德修养与境界提升。正如孔子的忧患意识所反映的,孔子关心的是人之为人并且成为人的问题。人之为人是从"性"上探索人的本质问题,人成为人是从"习"上探索人的养成问题。因此,"性"表征的是一个人的本性质地(据于德,依于仁),而"习"表征的是一个人的文化涵养(游于艺)。

游于艺的生命实践最终是为了完成人之所以为人的本质规定,是依用归体,是通过生命自觉的实践去丰富和养成自己的天性。而《六经》恰恰代表了人的六种天性。《礼记·经解》篇中记载了孔子这样一段话:"入其国,其教可知也。其为人也,温柔敦厚,《诗》教也;疏通知远,《书》教也;广博易良,《乐》教也;洁静精微,《易》教也;恭俭庄敬,《礼》教也;属辞比事,《春秋》教也。故《诗》之失,愚;《书》之失,诬;《乐》之失,奢;《易》之失,贼;《礼》之失,烦;《春秋》之失,乱。其为人也,温柔敦厚而不愚,则深于《诗》者也;疏通知远而不诬,则深于《书》者也;广博易良而不奢,则深于《乐》者也;洁静精微而不贼,则深于《易》者也;恭俭庄敬而不烦,则深于《礼》者也;属辞比事而不乱,则深于《春秋》者也。"通过六经和六艺的学习与实践,人自觉到了自己的六种天性并将其养育成熟,这才算是完成了成人的目标。这就是孔子"游于艺"的思想内涵所在,也是儒学基本生命态度的呈现。

三、儒学生命教育建构:儒学的生命教化

"志于道,据于德,依于仁,游于艺"这句话所表达的生命意识、生命价值、生命信念、生命态度,既是《论语》思想的总纲,是儒学的生命学,也是儒学生命教育的纲领或者核心理念。人存在,人也活着。人存在,只是一个事实。人活着,只是一种状态。人可能仅只是事实的存在,而透显不出生命的价值;人也可能无奈何地活着,而挺立不起人格的庄严。孔子通过自己一生的实践功夫和修养进境,体认了人之为人的生命的独特性,那就是:人不只是存在,本质上是价值的存在;人不只是活着,也可能庄严地活着。

对于每一个个体生命来说,尽管现实的命限是被决定的,但是应然的义理则是自作主宰的。我们总是处在特定的境遇中,有特定的命限,不可能"随心所欲",这种"被决定"是事实的有限,所以处境无奈;但是,我们又总是可以有自己对境遇的理解,对命限的超克,从而达到"自作主宰",这种"自作主宰"便是价值的无限,所以显现庄严。人生就是在"实然"的定命有限中,开展"应然"的无限价值。儒学生命教育便是要基于儒学的生命学,引领个体生命在"实然"的有限中去开展出生命的"应然"无限价值。儒学生命教育不只是抽象地去展示生命的真善美圣,而是紧扣个体生命的生存、生活、生涯、生死展开。

(一) 养生立命:儒学生存教育

儒学"养生""立命"的教育,是儒学的"生存教育",即要明白我们的生命存在的根底和目标到底是什么? 换言之,让我们的生命"生存"着是为了什么? 为什么要"养""生"? 孟子将"养生"的目的(实际上是我们生命存在的目的)概括为"事天俟命"[1]:"存其心,养其性,所以事天也;夭寿不贰,修身以俟之,所以立命也。"(《孟子·尽心上》)在孟子看来,养生的两个根本目的便是:养生以事天;修身以俟死。

所谓"事天",是说侍奉天帝,奉行天道。养生为什么要"事天"? 孟子指出,这

---

[1] 黄玉顺.儒家养生心法——以孟子心学为中心[J].中州学刊,2023,8;98-109.

是因为人的一切，包括寿命，都是天所赋予的，自然寿命叫作"天年"。因此，养生的追求，"非人之所能为也。莫之为而为者，天也；莫之致而至者，命也。"（《孟子·万章上》）孟子认为，"顺天者存，逆天者亡。"（《孟子·离娄上》）一方面，种种违背天道自然的做法，尤其企图长生不死、肉身不朽，就是"逆天"；但另一方面，"事天"并非消极的无所作为，否则就无所谓"养生"的追求。尽管人们的寿数是天赋的，但如果不积极地养护生命，那同样是"逆天"，而不能"终其天年"。

所谓"俟命""俟死"，是说等待天赋寿数的到来。这里的"命"指"天命"及其所蕴含的"寿命"，即人与万物的先天禀赋及其自然寿数。我们理当坦然地"修身俟死"，因为人有生死乃是"天之所命"的"天理当然"。因此，面对生死，应有张载的态度："存，吾顺事；没，吾宁也。"（《正蒙·乾称篇》）既然"俟命"或"俟死"即等待死亡，为什么还需要积极的"修身"？问题的根本在于，"立命"才是生命存在的根本目标，"修身"养生是实现这个目标的途径；不"修身"，就不能"立命"，也就不能真正"俟死"，亦即不能达到自然寿数。

从个体生命来说，"养生""立命"可以从养体、养心、养性、养气多个层面展开。

"养体"既是指养我们的身体，也是指养我们身心统一的生命体。人首先必须维持肉体生命的存在，所以，肉体层次的"养身"是养生的基础。在这方面，儒家有很多讨论，尤其是饮食养生的讨论。中国是一个重视"吃"的国度，"民以食为天"，由此而形成了独具风格博大精深的饮食文化。《尚书·洪范》"八政"里"食"位居第一。孔子是个大美食家，也是一个食疗养生专家："食不厌精，脍不厌细。食饐而餲，鱼馁而肉败，不食。色恶，不食。臭恶，不食。失饪，不食。不时，不食。割不正乎乘连，不食。不得其酱，不食。肉虽多，不使胜食气。惟酒无量，不及乱。沽酒市脯，不食。不撤姜食。不多食。祭于公，不宿肉。祭肉不出三日。出三日，不食之矣。食不语，寝不言。虽疏食菜羹，瓜祭，必齐如也。"（《论语·乡党》）《论语·乡党》中记载了先秦儒家饮食养生实践的很多方面，可谓是饮食养生之经典，对中国传统的饮食系统也都有非常大的影响。当然，儒家"养生"的"养体"并不只是养身体，而是有"养小体"与"养大体"的区别。"大体"指心灵及其功能，即"心之官"；而"小体"指身体的感官及其功能，尤其是"耳目之官"。"养小体"就是养护感官，"养大体"则是养护心灵。"耳目之官不思，而蔽于物；物交物，则引之而已矣。心之官则

思;思则得之,不思则不得也。此天之所与我者。先立乎其大者,则其小者不能夺也。此为大人而已矣。"(《孟子·告子上》)

儒家"养生""立命"更加强调的是"养心"。"心"包括情感、意欲、思维,养心的内涵也就包括个人情感能力、意志能力、理性能力的养护。养情根本上就是养护"四端之心"所展现的生命性情:"恻隐之心,仁之端也;羞恶之心,义之端也;辞让之心,礼之端也;是非之心,智之端也。"(《孟子·公孙丑上》)"养志"又叫"尚志",即让自己的意志、意欲变得高尚。"尚志"就是养护"仁"的情感、"义"的意志。"养心"还包括"养思"。一方面,要"操心""尽心",唯有为他人"操心""尽心",才可能真正"忘我""无我";为他人忧,自己才能真正"无忧";另一方面,对于养生来说,"思诚"极为重要,"思诚"就是"思天",这与养生宗旨由"知天"而"事天"是一致。

"养心"的本质是"养性",即养护自我的天赋人性。实现"事天俟命"宗旨的前提是"知天",而"知天"的前提是"知性","知性"的前提则是"尽心"。因此,"养性"的步骤应该是:尽心以知性,知性以知天。"尽心"为"尽极其心",不是说完全彻底"穷尽",而是"尽量"或"尽可能"。充分发挥自己的情感体验与表现能力,充分发挥自己的意志能力,充分发挥自己的理性思维能力,尤其是反思能力,我们就可以明白我们作为个体生命、作为人所具有的那份"天然之性"。由"尽心"而"知性",即通过反思而知道自己的天赋人性乃是"天之所与我者",所以说"尽其心者,知其性也"。"君子所性,仁义礼智根于心;其生色也,睟然见于面,盎于背,施于四体,四体不言而喻。"(《孟子·尽心上》)"知性"以后,就能够由内而外地呈现出充满生机的健康状态。"性"之谓"天",因为它是"天生""天之所与我者"。因此,"知性"当然就是某种意义的"知天"。"知性",所知的即是内在超验之天。"知天",就是"知"道,即知天道。

儒家以"养心"为核心的一套"养生""立命"的教导,以"仁"为养生之道的最高指导原则,并由此形成了一套"德寿"的养生法宝。儒家认为,"仁"能够增长生命的长度,行"仁"之人多长寿。孔子曰:"仁者寿。"(《论语·雍也》)"仁者"何以能寿?董仲舒说:"故仁人之所以多寿者,外无贪而内清净,心平和而不失中正,取天地之美以养其身,是其且多且治。"(《春秋繁露·循天之道》)荀悦曰:"仁者内不伤性,外不伤物,上不违天,下不违人,处正居中,形神以和,故咎征不至,而休嘉集之,寿之术也。"(《申鉴·俗嫌篇》)"仁者"之所以能寿,根本的是在于他能够内安心性,外不违天,故无"咎征"(似行恶之报应);与此相反,违背"仁"之人,就会损身折寿,"士庶人不仁,不保四体。"(《孟子·离娄上》)"仁者"能寿,因为仁者能使自己身心始终处于合一的状态。《大学》曰:"富润屋,德润身。"朱熹注解曰:"德则能润身矣,故心无愧怍,则广大宽平,而体常舒泰,德之润身者然也。盖善之实于中而形于外者如此。"所以,仁德可宽心舒体。不"仁"之人,心不能定于当下的生活状态,造成个体生命中身心的分裂,以致身心互相牵制而不能互相养护。

"仁"是融洽自己与他人关系、养护群体生命的主要方法。"仁者爱人"(《孟子·离娄下》),"节用而爱人"(《论语·学而》),所表现的正是仁者在关注自己生命的同时,也非常注重社会伦理关系中他人的生命。父母、亲人、师长、君臣、朋友,直到天下人的生命状态,都在儒家的关注范围之内。孔子为了推行仁道周游列国,受到隐者的嘲讽之时,仍有"鸟兽不可与同群。吾非斯人之徒与而谁与?天下有道,丘不与易也"(《论语·微子》)之言,"爱人之心卓然可见。"人伦的和谐反过来也能养护个体之生命,"爱人者人恒爱之。"(《孟子·离娄下》)不"仁"之人,与周围的各种伦常关系也往往处于不调和的状态,所以不得长寿、不保四体也。

(二)知生安命:儒学生活教育

儒学"知生""安命"的教育,是儒学的"生活教育",即要明白我们在现实的生活世界到底如何敞现我们的生命?如何实现我们生命的意义和价值?如何让我们不只是"活着"而且是"有尊严有价值地活着"?在儒家的生命实践中,"五福""五常""五伦"以及"家国天下"的使命,构成一个完整的生活教育系统。"五福"是中国人对美好生活的向往,"五常"则是实现美好生活向往的内在力量,"五伦"则是实现美好生活的外在场域,而齐家治国平天下的使命则是美好生活的升华。

"五福"这一概念最早出现于《尚书·洪范》:"五福:一曰寿,二曰富,三曰康宁,四曰攸好德,五曰考终命。""五福"是中国先民所信仰的天对人的赐福,是中国人对于生命存在状态的向往,是中国人内心深层的人生幸福标准。"五福"是中华民族特有价值追求的最典型标志,反映了古老的中华民族对幸福美好生活的热切追求和美好希冀,同时也体现了中国人对于美好生活的宏观认识和总体把握。秦汉以后,

"五福"不仅成为古人的一般生活理想,而且逐步融入意识形态话语系统,常被作为一种幸福生活的许诺。

《尚书》明确提出人生有五种幸福。"一曰寿",指享有高寿。何为高寿?在中国人的生活世界中虽有"百岁高龄""寿比南山"等提法,但并无确定的标准,而是随时代、地区的不同而有异,若能高于当时该地区人民的平均寿命而终其天年,就可称高寿。"二曰富",指生活富裕,但所谓富裕亦无定准,若能高于当时该地区人民的平均所得,才可称富裕。"三曰康宁","康"指身体健康,偏于生理层次;"宁"指心神安宁,偏于心理层次,故"康宁"包含着身心健全康泰之意。"四曰攸好德","攸"或解为"所",或解为"皆";"好"则皆读为(hao)的去声,指喜好、爱好,重视自身的道德修养,并能施德于人。"五曰考终命",考,老也;终命者,终其天年也。人或因天灾死于非命,或因人祸而患恶疾,病痛缠身而死,凡此皆非考终命。古人云"寿终正寝",安详地终其天年才是"考终命"。

"五福"蕴含着天人合一、人我合一、身心合一、德福合一、生死合一的生命意识。"长寿"是"五福"之首,其蕴含的生命意识根本上是中国人"天人合一"的哲学思想,所谓"天长地久""天高水长"。如何让个体生命与宇宙大生命连通,既是理解"长寿"的重点,也是现实生活中追求"长寿"的重点。"富贵"作为"五福"的内容,所蕴含的生命意识根本上是"人我合一",是在承认"他人是与我一样的人"前提下去获得"富贵",因此"富贵"实际上是与"道义"连在一起的。"康宁"作为"五福"内容,表达了中国人追求有质量的生活的生命意识,这是建立在"身心合一"的生命意识上的。"攸好德"作为"五福"的内容,体现了中国人德福一致的生命意识,将个人生命幸福的实现与个人德行结合起来,彰显了中华文化的基本品质。"考终命"被作为"五福"的内容,彰显了中国人独特的生死观建构,是"生死合一""生死感通""生死一体"等生命意识的体现。

"五福"文化直接将"德"纳入"福"作为"五福"之一,这样一种"德福合一"的建构,体现了中国人解决重大生命问题的基本信念。古人有言:"德者,得也"。得什么呢?一谓"得道",一谓"得到"。所谓"得道",就是"得道于心,外施于行",把握人类和谐发展的伦理规律及其要求,铭记于心,并使行为符合这种伦理规律和要求,这就是道德。所谓"得到",就是孔子讲的"大德必得其位,必得其禄,必得其名,必得其寿"(《礼记·中庸》)。概而言之,就是践行道德能使人或多或少获得一些利益和幸福。当然由践行道德而获得的这种利益不一定是物质利益,这种幸福也不一定是物质幸福,可能更多的是精神利益和精神幸福。因此,自古就有"德者,福之基也"(《国语·晋语·范文子》)的说法,强调道德是人类幸福的基础所在。在民间的门额或门匾上也多有题写"厚德载福""德门福庆""德茂福盛"之类吉祥词语,体现了民间百姓的德福关系观。

在儒学生命教育视域中,"据于德"所展现的可以成为人们实现"五福"美好生活向往的基本德行,便是仁、义、礼、智、信"五常"。仁者,爱人;义者,助人;礼者,敬人;智者,知人;信者,诚人。仁者爱人人人爱,义者助人人人助,礼者敬人人人敬,智者知人人人知,信者诚人人人诚。这就是人与人的感通、人与人的和谐,这就是人们希望的美好社会、美好生活。

"五福"作为生命的价值理想,不可能以纯粹个人的方式去实现,而必须在现实的生命关系中去实现,"五伦"就是中国人最主要的现实生命关系,是个人幸福人生实现的真实场域。上古时候,人们"逸居而无教,则近于禽兽"。"使契为司徒,教以人伦:父子有亲,君臣有义,夫妇有别,长幼有序,朋友有信。"(《孟子·滕文公上》)人活在关系中,人伦生活是一个人最重要的生活。我们每个人都逃脱不了传统所言的"五伦"关系。如何处理好"五伦"关系,不仅是个人生活的重要内容,也是社会生活的重要内容,而且也是调整个人身心状态的重要途径。儒家在父子关系上的观念,是父慈子孝,父母对子女的慈爱不仅在于养,更在于育;而子女对父母的孝爱则有孝养、孝敬、孝礼、孝义。儒家坚持"夫妻一体"(《礼记·丧服》)的原则,认为夫妻恩爱相亲,就是为了身心如一地同甘共苦。儒家以"孝悌"为行仁之本,悌就是处理兄弟关系的行为规范,它的具体内容即"兄友弟恭"。儒家在君臣关系上的观念,最有价值者在于"君臣有义",这个义就是"道义",君臣能在"道义"上同心同德,何愁大业不成? 儒家对于朋友关系的基本立场是"君子以文会友,以友辅仁"(《论语·颜渊》)。

在"五伦"中,父子、夫妇、兄弟三伦都属于家庭人伦关系,家庭对于中国人来说,不只是抽象的"社会细胞",而是个人生命缘起、成长和最终归宿的场所,也是个人价值实现、意义呈现和人生幸福实现的最主要通道。"五伦"中的朋友和君臣属于社会人伦关系,是个人精神生命和社会生命实现的重要场域。因此,儒学生命教育在当代依然应该努力倡导人们践行父子有亲、君臣有义、夫妇有别、长幼有序、朋友有信的基本人伦道德,在充满爱的人伦关系中实现自己的美好生活向往。

生命教育强调以生命影响生命、以生命引领生命。而这一点,恰恰是儒家的基本教育理念。《大学》的"三纲""八目"恰恰展现了这样一种生命教育的升华路径。"修身",本质上就是自我生命教育,是个体生命"明明德"之事,是个人人格建构、德性修为以及闻道、修道的事。"齐家",本质上是人伦生命教育,是个体生命在"明明德"基础上"亲民"之事,是在最直接的人伦关系中落实自己"以生命影响生命""以生命引领生命"的生命教育。"治国",本质上是公民生命教育,是个体生命在社会事务中进一步落实"亲民"之事,是在间接人伦关系中落实自己"仁以为己任"的生命教育。"平天下",本质上是共同体生命教育,是个体生命超越自我、超越人伦甚至超越公民而与天下众人、天下万物形成命运共同体的"民胞物与"之事,是"止于至善"的生命教育。

(三)善生正命:儒学生死教育

儒学"善生""正命"的教育,是儒学的"生死教育",即要明白死亡与生命到底是怎样一种关系?如何超越死亡恐惧对于现实生命的威胁?如何才能"考终命"实现作为"美好生活"内容的"善终"?儒家特别注重"善终""慎终",并将"善终"(考终命)视为"五福"之一。儒家不是通过出世而是通过入世超越死亡和有限,不是在来世和彼岸寻求永恒和幸福,而是在今生和此岸实现不朽和理想,"善生"才能"善终"。儒家"生死学"的核心,是以对生命根源的追溯与崇敬为基础而将生死一体化、连续化的整体生死观。这样一种将生死打通、以生观死的生死立场与态度,可以极好地帮助中国人超越死亡恐惧,实现生死安顿。

《论语》中有一段经典的儒学生死教育的场景。季路问事鬼神。子曰:"未能事人,焉能事鬼?"曰:"敢问死。"曰:"未知生,焉知死?"(《论语·先进》)这是中国人最熟悉的儒家关于生死的两句话。"未知生,焉知死","未能事人,焉能事鬼"是孔子的经典语录,充分表达了儒家对待死亡的基本态度,那就是不直接去做认知上的追问。死亡和鬼神的问题是许多人都关心的问题,孔子对这一问题的解答,不是对死亡和鬼神现象作知识论的解释，而是将"死"与"生"、"鬼"与"人"的问题作价值的对比，对比的着眼点在于，哪个问题对人生更加具有优先性。孔子"未知生焉知死"这句话中的"知"，决不能理解为经验性的认知，而是"知行合一"化的"洞悉"，即面对"生""死"的态度、立场、路径甚至方法。换言之，在孔子看来，我们要真能够直面"死亡"，必须首先能够直面"人生"。

在儒家的语境中，"生"和"死"都不是一个简单的经验事实，而是融为一体的"生生不息"的大生命过程的两个环节。"生命"是一个涵括"生"与"死"两个相互衔接的环节的波浪式延续的"生生不息"的过程。一方面，"生"这个环节包括"生—长—老—病—死"五个小的环节，"死"是确认生命之为生命（现实人生）的最后一个环节；另一方面，"死"这个环节又包括"终—殡—葬—祭—传"五个小环节，"传"实际上是让"死"重新回到"生"的"再生"（不是基督教意义上的"再生"，而是儒家生死感通的"传承"意义上的再生）。这里的"传"所引发的再"生"，既可以是经由血缘生命的子女传承实现（所以要"祭祀祖先"），也可以是通过精神生命的"师传弟子"模式呈现（所以要"祭祀圣贤"），还可以是通过文化意义上的"返本报始"模式呈现（所以要"祭祀天地"）。由此，生命就在"生"与"死"两大环节及其内含的"生—长—衰—病—死""终—殡—葬—祭—传"十个小环节的流动中成为"生生不息"的永续生命。

在这样一个"大生命"循环中，我们才能真正理解孔子"未知生焉知死"的教导的意涵。一方面，如果我们不能真正过好（面对）"生"（生—长—老—病—死）这个"人生"环节中的"生长老病"，我们就不能很好地面对最后一个作为"人生"终点站的"死"这个小环节；另一方面，如果我们不能很好领会生命将通过"生"与"死"两个环节重新通过"传"而回到"生"，我们也很难领会到"死"本身的确切意义，并直面"死亡"带来的课题；再一方面，我们只有在"生生不息"的大生命延续中，才能真正安顿好"死亡"的议题。如此，我们是不能简单说，孔子"未知生焉知死"是一种不敢直面死亡的甚至"忌讳谈死亡"的"实用主义"态度。相反，我们更应当看到其中蕴含的足以安顿我们这样一个没有"一神教信仰"传统的中国人面对死亡的形而上学焦虑的生死大智慧。

儒家文化是重视、尊重和维护生命的文化，它对世界的认识是把它看成一个生命体。在儒家文化中,自然界就是生命,生命就是自然界,二者是一体的。《易传》认为,人应当效法自然。"一阴一阳之谓道,继之者善也,成之者性也。"(《易传·系辞》)阳是生,阴是死,没有死,便没有一阴一阳之道。由此言之,死亡是一个具有必然性的组成部分。生生是把自然的生命和死亡都包含在内的价值观,死亡是生生的一个否定性规定。万物都完成其自己的生命的完整性。死完成生,死又孕育生。所谓生死,不过是气的始和终。气的凝聚是一事物的开始,消散是一事物的终结。就人而言,生不离身而一死则散的是魂,聚而成质的是魄,不存在所谓久生不死。阴阳循环,相信死亡并非生命的结束,而是生命转化了新的形式。死亡只是生活的结束,生命以另外的方式在另一个世界继续存在。不夭亡,无横祸,个体生命"自尽天年"而死,也就是所谓的"考终命"。

在儒家影响的传统社会,对"善终"的希望,往往是子孙在侧,安心地交代后事,安宁地接受死亡。为了充分彰显为人子女的孝道,也为了以独特的世俗模式化解人的死亡恐惧,儒家设计了非常细致而又复杂的丧葬之礼,充分体现了慎疾、慎终的理念。所谓"葬之以礼",通过一系列的"礼",死者完成自己现实人生的告别,展现对于活着的人的深情厚意;活着的家人也通过这一系列的"礼"表达寄情自己的哀思。丧葬礼仪是对死者生命价值的肯定,是告别也是连接。不同于西方生死文化葬礼成为最隆重的死亡仪式,在中国文化中,祭礼是比葬礼更为重要的礼仪。"祭如在,祭神如神在"(《论语·八佾》)。儒家特别以"祭祀"之礼的"如在"感这样一种情意感通的方式,将死者的生命重新接续到现实世界中,从而实现对死亡带来的"断灭"感的超克。

从"善生""正命"的生死教育视角说,儒家对自杀有其独特的理解。根本上说,儒家主张孝道,强调身体发肤受之父母不敢毁伤,所以在一般意义上是要求为人子女者,对双亲要奉养父母,对自己则要爱惜生命,对后代则要多子多孙,因此是禁止自杀的。自杀是自戕受之父母的生命。另一方面,儒家认为,孝道不应该成为一个人追求生命价值的阻力而应成为助力,孝道要求人可以为仁义而自杀。依照儒家义理,只有"成仁成义"的利他性自杀,而且是超越性的、价值性的自杀,才是被接受的自杀。"志士仁人,无求生以害仁,有杀身以成仁。"(《论语·卫灵公》)"所欲有甚于生者,所恶有甚于死者,非独贤者有是心也,人皆有之,贤者能勿丧耳。"(《孟子·

告子上》)儒家的生死价值观并不赞成"我想活就活,我不想活就去死"这种生死绝对自决观,而只赞成"我应该活就活,我应该死就死"的道德自决。换言之,儒家价值观所关心的并不是死亡的权利,而是死亡的道德正确性。

儒家对整个生命与死亡的理解,其核心是在对"孝"的强调与理解。依照儒家的理解,孝是报本返始,是对自己生命的根源依据的一种追溯与崇敬。对于儒家来说,"孝"并不只是具有经验的伦理学意义,根本上是具有宗教意味的终极关怀,所谓"慎终追远",是要"生,事之以礼,死,葬之以礼,祭之以礼。"(《论语·为政》)换言之,儒家的"孝"涵括从生到死的全部过程。同时,儒家的"孝"所追溯的生命本源并不是只是到自己的肉身父母,而是要在不断的追溯过程中去探寻自己生命的最初也是最终的根源,那就是天地。换言之,人生活在天地之间,"天"与"地"是个体生命的形上根据和最终源泉,因此,孝道必须及于天地,必须从家庭充扩到整个"天地"。

(四)生生承命:儒学生涯教育

儒学的"生生""承命"教育,是儒学的生涯教育,是个体生命如何设计和完成其生命使命的教育:如何继天德以成人德(何以需要有生涯教育)? 如何完成此生使命(天命落实为人命)? 如何实现此生和永生相统一的"生生"(人命上升为天命)?

人生"志于道"是要"据于德"的,人之"德"既有"天德"也有"人德"。"天德"是上天赋予的,弱小而盲目,只有经过历史文化浸润形成"人德",人的生命力才是强大而光明的。人的一生,就是扎根于文化土壤、社会关系,继天德以成人德,成就自己独一无二的人生。实现这样的"人生"过程,便是个人的生涯。此即为"继天德以立人德"。在儒家生命教育的视域中,这一人生历程,孔子自述为:"吾十有五而志于学,三十而立,四十而不惑,五十而知天命,六十而耳顺,七十而从心所欲,不逾矩。"(《论语·为政》)

《论语》全书第一篇第一个字就是"学",是关于"学"的。孔子在自述自己的生命历程的时候,第一站也是说"学",所谓"志于学"。由此观之,"学"或者说"志于学"几乎可以肯定地构成孔子生命学问的起点。不过,不管是"学而"的"学"还是"志于学"的"学",都是特指的"大学"而不是"小学"。"大学"的意思,便是教人学做大人。为人为学要先立一个做"大人"的规模,而做"大人"的规模是从"格(物)致

（知）诚（意）正（心）"一直到"修（身）齐（家）治（国）平（天下）"。一个"大人"不仅体贴与理解天地万物，而且觉醒与省察自己内心的每一个念头，心怀家国天下，更为重要的是，大人将万物、自身与天下贯通成一个相互关联的整体。

在《哀公问五仪》中，孔子将儒家对于个体生命存在的状态分为五种境界，并做了充分界定，分别是：庸人、士人、君子、贤人、圣人。"庸人"就是内心深处没有任何严肃慎重的信念、做事有头无尾、常常不知道自己在干什么的生命状态；"士人"是有信念、有原则，虽不能精通天道、人道却总有自己的观点和主张，虽不能将各种善行做得十全十美，却总有值得称道的生命状态；"君子"是诚实守信、心中对人不存忌恨，秉性仁义但从不向人炫耀，通情达理、自强不息，平常坦然的生命状态；"贤人"则是品德合乎法度、行为合乎规定，言论足以被天下人奉为道德准则，其道性足以教化百姓，而不损伤事物根本的生命状态；"圣人"是其自身品德与天地自然法则融为一体，变幻莫测、通达无阻，把大道拓展为自己的性情，光明如日月的生命状态。

孟子在回答"乐正子，何人也"的问题时，用"善""信""美""大""圣""神"来表达不同的生命状态与境界，可以为孔子关于人的生命状态的说法做更好的注解。"可欲之谓善，有诸己之谓信，充实之谓美，充实而有光辉之谓大，大而化之之谓圣，圣而不可知之之谓神。"（《孟子·尽心下》）孟子将人的生命状态和境界分为善人、信人、美人、大人、圣人、神人。一个人知道仁义或善是可以欲求的，从而只是见义与善而"行仁义"，这是志于仁义的第一步之事，是为"善"；人知道仁义可欲而"居仁由义"，以使仁义不只是"可欲"的客观对象，而是存于自己生命之中，由此而"由仁义行"，此仁义是根于自己生命内在，故为"信"；人不仅"由仁义行"，而且此仁义之心与行充量于内、表现于外，"睟于面、盎于背，施于四体"，此德性生命的充内形外，即为"美"；德性生命的光辉形于外而普照于人，所谓"君子之德风"，即可见其人之为"大人"；"大人之德"化及他人，而他人之德亦成，己之德与人之德即可相互感通，所谓"君子所过者化"，此便是"圣"；圣者感化之功总是不期至而自至，不知其所以然而然，因此，自圣德内在深度与外在感化之不可测而言，便名之曰"神"。在这里，孟子只言"圣而不可知之谓神"，不言其外之鬼神与天神，不在圣德之外言鬼神天神之德，因为圣德本就"无所不备"，因为学而至于圣，其德即"上下与天地同流"（《孟子·尽心上》),"万物皆备于我矣"(《孟子·尽心上》)。

按照儒家的生命理想,人的"这一辈子"就行走在这样一条"成圣成贤"的大道上,所谓"志于道"。当然,这并不是一条平坦的大道,而是充满荆棘、挑战的泥泞之道。在这条路上行走,必须要有"知其不可为而为之"(《论语·宪问》)的胆识,要有"死而后已"(《论语·泰伯》)的决心,当然也需要有"三人行,必有我师焉;择其善者而从之,其不善者而改之"(《论语·述而》)的学习态度,有"知之为知之,不知为不知"(《论语·为政》)的智慧。如此,才可以如孔子一样逐步实现"而立""不惑""知天命""耳顺"而最后至于"从心所欲不逾矩"的生命愿景。

儒学的生涯教育,除了强调"此生"的规划与成长,也强调"此生"与"永生"的统一。这是与儒学的生命观、生死观一致的。我们每个人所面对的,既不是本然的存在,也非已完成的世界。人所面对的"当下"主体生命也是如此,既非本然的存在,也不是已完结的生命。我们所面对的是一个"未完成"而又"可完成"的生命。"生生之谓易"(《周易·系辞》)。"易"所体现的生生不息的精神,正是我们生命的未完成与可完成的统一。儒学的生涯规划,既是完成"此生""成人"的设计,也是要在"当下"生命中展开实现"永生"。

"当下"与"永生"的统一,是儒家生命学的一个重要观念。儒家所说的"永生",并非"来世"和"彼岸"的"永生",而是"当下"生命的永恒存在。仅就个体生命的肉体存在而言,一定是有其生和死的,我们不能否认其有限性;不过,当个体生命不再以单独个体存在,而以"大我"生命形式存在于天地、社会之中时,他就超越了其本身的有限性,而具有了"大我"的永恒意义。"大我"生命形式,是个体生命与古往今来的社会群体生命的融合统一,是人与天地万物的融合统一。儒家重视个人的伦理社会属性,主张将个体生命和谐地融入社会生命之中。儒家着眼于以家族不朽与社会不朽相结合的伦理价值,即"大我"生命的"不朽"。儒家对"大我"生命的追求,本身已经寄寓了对生命永恒不灭的企盼。

"当下"与"永生"的统一,是建立在"当下"生命圆满基础之上的统一。"永生"是建立在现世生活基础上的"永生",是"当下"生命的"永生",实现"永生"并不逾越"当下"的生命存在。为了实现生命的永恒意义,儒家认为必须从力行、完善"当下"的生命开始。正是在"当下"的生命中成己、成人、成物,实现"三不朽"的"永生"。

儒家将个人生命的"永恒"价值概括为"三不朽":"太上有立德,其次有立功,其次有立言。"(《左传·襄公·二十四年》)在儒家看来,言、功、德这些文化符号乃是人的社会文化生命的象征和载体,这些文化符号的历史价值,决定了他们的社会文化生命的价值和"存活"时间的长短,即是否可以"不朽"。"立德"是生命德性的不朽,是回到生命意义的根源而说的不朽;"立功"的不朽落在人间世里,是维护整个政治社会共同体以及人们存在的不朽;"立言"是属于符号意义的整个文化教养的不朽。个人意识到自己的"不朽"即完成了个人生命价值的统合,从而实现"善生""善终",同时也就实现了"此生"与"永生"的统一,实现了"人命"向"天命"的升华。

四、余论:儒学生命教育由性而教的展开

在儒学的生命学问中,人的生命既是一种领受,也是一种创造。人的生命之别于一般生命者,就在于他自觉地实现着这种领受与创造的有机统一。

作为领受,人的生命是自然的、宇宙的、人伦的三重给予,是天、地、人的共同创造。一方面,人的生命和所有生命一样,是大自然的(或者说大地的)产物,我们从自然(大地)领受生命之为生命的自然性,大自然赋予我们作为生命的基本属性;另一方面,人的生命也是天的(或者说神灵的)产物,我们从上天(神灵)领受生命的神圣性,领受对万有的超越性,上天(神灵)赋予我们作为生命的精神性;同时,人的生命更直接是人的产物,我们从父母所出,我们领受父母的生命,而且通过父母,我们还领受父母的父母以及父母的父母的父母的生命,如此,血亲(或者说人的)给予我们作为生命的人伦性。所以,作为领受,人的生命是天、地、人三者共同创造的产物,是自然生命、精神生命、人伦生命的统一体。自然生命给我们以肉体存在的支撑,精神生命给我们以精神体验的超越,人伦生命则给我们以人伦情感的感通。

作为创造,人的生命又实现着人格、人文、人道的三重提升,是自我、社会、宇宙的三重创造。一方面,人的生命首先是以个体存在的方式呈现的,个体存在的生命必须实现"他之为他"的生命独特性,这种个体生命独特性的创造,就是个人人格的塑造和创造;另一方面,人的生命又始终是社会的,他秉承社会历史给予他的生命力量,又同时将自己的生命力量对象化为新的社会历史,创造新的社会关系和文化

内容,这一社会生命的创造就是人文的形成与创造;同时,人的生命也是宇宙的,来源于宇宙又必然回归宇宙,他分化于宇宙又必须实现与宇宙万物的同一,这一宇宙生命的创造就是人道的贯通与创造。因此,作为创造,人的生命是自我、社会、宇宙三个层次的统一,是人格生命、人文生命、人道生命的三位一体。人格生命实现人的生命的个体意义,人文生命实现人的生命的社会意义,人道生命则实现人的生命的宇宙意义。

由此,我们可以说,儒学生命教育由"天命之谓性、率性之谓道、修道之谓教"作为形上基础,其生命教育的核心便是由"性"而"道",或者说是"率性""修道"的生命涵养、充扩、成长与超越。这个过程,是以"性"(天性、人性)为起点,以人生、人格、人伦、人文为骨架十字撑开,"亲亲而仁民,仁民而爱物"(《孟子·尽心上》),由己及人、由人及物,由"明明德"而"亲民"而"止于至善",最终达到"民胞物与""与天地同流"的生命存在境界,从而实现人之"道",此"道"既是人道,又与天道、地道相互感通甚至一体。由于在每一个方向都有"成己""成人""成物"的境界区别,而境界之间又是可以交互转换而非绝对隔离的,所以,在每一个方向便可以有三个层次的撑开,程度的不同,由此形成在不同方向和整个生命存在的不同生命状态与人生境界。

可以想象这样一幅图画:中间是人性原点,象征生命的亮度。此原点释放出光亮向四方十字撑开。向右是人生向度,象征生命的长度;向左是人伦向度,象征生命的宽度;向上是人格向度,象征生命的高度;向下是人文向度,象征生命的厚度;外围是人道圆圈,象征生命的广度。这一幅图便是儒学生命教育"率性""修道"的实践图。

由此以观,儒学生命教育的价值取向应该是全人教育,是人之为人的教育,是成就生命意义的教育。此全人教育是包括人生、人性、人伦、人格、人文、人道六位一体的教育。儒学生命教育的核心,就是要在对人生、人性、人伦、人格、人文、人道的认知、体验中安顿人生、赋予人生以人之为人的意义。因此,从生命教育的实践来说,儒学生命教育应该是包括十字撑开而又立体扩充的人生教育、人伦教育、人性教育、人格教育、人文教育、人道教育在内的全人教育。

人生教育,在这里是实现人的自然生命的教育。作为自然生命,人应该知道自己所从出的自然过程,也应该知道自己所由长的基本历程,还应该知道自己所必去的自然归宿。因此,人生教育作为人的自然生命的教育,必然应该包括出生教育、生涯教育和生死教育。

人伦教育,在这里是实现人的人伦生命的教育。作为人伦生命,人应该知道自己的生命与父母生命关系的意义,与兄弟姐妹生命关系的意义,与其他人生命关系的意义,领悟和学习处理人伦关系的能力。因此,人伦教育作为人的人伦生命的教育,必然应该包括亲情教育、友情教育、爱情教育、人际教育。

人性教育,在这里是实现人的精神生命的教育。作为精神生命,人应该知道自己超越于万物的精神性的本质,领悟自己生命的神圣性,同时还应该对人之为人的"天性"具有辩证的领悟和分析。因此,人性教育作为人的精神生命的教育,必然应该包括信仰教育、善恶教育、真伪教育、美丑教育、利害教育。

人格教育,在这里是实现人的个体生命的教育。作为个体生命,人应该知道自己作为个体的独特性特征和使命,并着力实现"我之为我"的自己独一无二的生命。因此,人格教育作为人的个体生命的教育,必然应该包括心理教育、个性教育、品格教育。

人文教育,在这里是实现人的社会生命的教育。作为社会生命,人应该知道自己生命的真正实现,必然是历史文化和现实社会共同塑造的,自己生命的价值和意义也正在于接受人文的洗礼并创造新的人文价值。因此,人文教育作为人的社会生命的教育,必然应该包括历史传统教育、哲学反思教育、社会关怀教育。

人道教育,在这里是实现人的宇宙生命的教育。作为宇宙生命,人应该知道和领悟自己生命的宇宙意义,这种领悟包括人的生命与宇宙万物的关系的意义,人的生命与其他生命的关系的意义,人如何实现"天人合一""民胞物与"的生命体验。因此,人道教育作为人的宇宙生命的教育,必然应该包括尊重生命的教育、爱护环境的教育、敬畏宇宙的教育。

当我们能够从人生、人伦、人性、人格、人文、人道这样一种全人视野进行儒学生命教育时,人的生命就会在自然生命、人伦生命、精神生命、人格生命、人文生命、人道生命中得到多重安顿,人的生命的意义自然而然地就会在天、地、人的统一,自我、社会、宇宙的和谐这样一幅生命立体呈现的感悟中得以实现,"消费生命主义"和"意义虚无主义"等生命困顿就会得以解除。

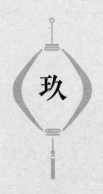

玖

常变情境下的生命弹性应对

撰稿人介绍

　　席居哲,华东师范大学心理与认知科学学院、华东师范大学附属精神卫生中心、华东师范大学中国婴幼儿教养研究院教授、博士生导师,华东师范大学涵静书院积极教育(中国)中心主任。上海市心理健康与危机干预重点实验室副主任。教育部基础教育教学指导专业委员会委员,长三角家庭教育智库专家。上海市浦江学者,东方学者特聘教授。上海学校心理健康教育专家指导委员会委员,上海学校心理健康教育名师工作室主持人,上海浦东新区学校心理健康教育名师工作室主持人。主要从事应用积极心理学、心理弹性科学、临床与咨询心理学的研究和实践工作。主持国家社会科学基金项目等国家和省部级科研课题 10 余项。

情境常变,唯弹性、坚韧和有恒,方能安然行走,抵达追求的更远处。弹性(resilience)乃一源于物理学的概念,意为像弹簧一样应力回弹。心理学借鉴这一概念,用以指代人的心身功能并未受到曾经历或正经历的严重逆境、压力、事件、剧变等的损伤性影响,实现健康成长的现象,此即心理弹性,或称心理韧性、抗逆力。临床心理学家最早使用这一术语,并将其发展成为弹性科学(science of resilience)。弹性科学研究的核心议题是:缘何经历了相似的逆境或挑战,一些人一摧即垮,而另一些人却摧而不垮甚或愈挫弥坚呢?心理弹性是人们在不利处境中用生命智慧和韧劲奏响的一首昂扬向上的曲子。这旋律既非曲高和寡,亦非不能进入寻常百姓家。实际上,在我们每个人的身上,都蕴藏着这样一种弹性向上的生命能量。只不过,对于某些人,这种力量需要被激发和导引。通过扫描并锚定那些曾经历剧变、身陷不利处境的成功应对者的弹性标记,对于如何促进一个人的弹性应对和成长具有重要的实践启示价值。而选择做一名弹性成长者,对所遭遇的逆境、压力等进行弹性应对,是一个人对自己生命负责的最起码态度,是个体积极发展的价值参照点。

一、情境常变,挑战不断,顺其自然

人们生活在常变的情境中,应对变化是每个人核心生命议题之一。放眼周遭,常变的例子俯拾皆是:天上云卷云舒,地上花谢花开,山脉参差错落,川河逝者如斯,年岁春夏秋冬,际遇悲欢离合……《周易·乾》有云:"上下无常,非为邪也;进退无恒,非离群也。"也就是说,居巅峰或位低谷事总有,处顺境或遇逆境时常会。龙,作为中国人的图腾,在文化层面有着丰富的寓意,被认为是权力、权威、力量、神奇,以及吉祥和幸福等的象征。但龙还有一层容易被忽略的重要象征,该象征源自龙的一个特点。画师在画龙时要讲究"神龙见首不见尾",或者"神龙见尾不见首",这反映出龙既变幻无常又隐现莫测。这实在提示变化经常会出乎人们的意料，所谓"计划赶不上变化"，"凡事皆有例外"。也因此，古希腊哲学家赫拉克利特说"世上唯一不变的就是变化"。情境常变，世事恒更，诚哉斯言。

当代社会生活节奏快，信息经由网络快速传播，如何有效应对变化，对我们中的大多数构成了巨大挑战。如果用一个词形容当代社会的特征，不少人都会想到"乌卡"。"乌卡"的英文是"VUCA"，是四个英文单词首写字母的拼写，分别是：易变性（volatility）、不确定性（uncertainty）、复杂性（complexity）和模糊性（ambiguity）。"乌卡"一词本是 20 世纪 90 年代美国军方针对多边世界复杂和不确定特征提出的一个术语，后在 2019 年由宝洁公司首席运营官罗伯特·麦克唐纳（Robert McDonald）用到了商业领域，现在几乎所有涉及社会科学的领域都在使用它。"乌卡时代"已经成为一种新常态，这种新常态的核心特征就是不确定性与复杂性激增而致"剧变"领动下的"巨变"。节奏飞快、压力山大、时间贫困引发值得高度警惕的精神内卷。比如，"早 F 晚 E"，而抑郁、焦虑、空心、佛系、躺平、摆烂等均是精神内卷的表现。如此种种，有理由表明，富于智慧和擅用技巧地应对变化，或已成为当代人不能缺席的一门必修课。

相较于接纳变化，人们通常更倾向于抗拒变化。主要原因是变化常超预期，导致人们无法忍受不确定性。我们的研究发现，无法忍受不确定性不仅会直接导致担忧，而且还会通过对不确定情境的负向解释进而加剧担忧，这为广泛焦虑机制提供了实质的证据。《周易》传达的一个核心思想是"易变无穷，其用无方"。因此，保持对不确定性的宽宏与接纳，顺变、随变，是最便宜的适应智慧。中国古人最初用"顺变"来描述居丧者对亲人亡故的适应，《礼记·檀弓下》云："丧礼，哀戚之至也；节哀，顺变也。"后逐渐用来指"顺变达权"，即随着变化而调整。现代西方学者也发现，对变化保持开放是心理力量的重要来源。比如，有文献从变化倾向、变化支持、变化寻求、积极反应、灵活认知等维度来剖析"接纳变化"，但其内涵中少了"顺变"这一中国文化下强调的重要维度。《论语·季氏》云："既来之，则安之。"意为既然已招抚来了，就要把他们安顿下来。这里虽然没有"顺变"二字，但表达的却是"顺变"之意。心念一转，坦途无边。但与人成长相伴随的，是掌控感的发展。孩子从掌控感中获益，心理学更是将掌控或掌握视为心理幸福感的核心要素。人们之所以不喜欢甚至抗拒变化,是因为长时间获得并致力于保持的掌控感受到了挑战——虽然不否认也有变得更好的可能。当一些事情始料未及朝着不同轨迹发展时,因为掌控感使然,人们会不由自主地去做"假如再给我一次机会,我就……""假如事情重新来过,我会……"这样的思索;又因"所设为假"生出无限懊悔,不断用过去或他人的错误无休止惩罚现在的自己,从而争占了大量的应对资源,不能全力以赴做好变化应对。确定不确定性一直存在,这其实也是一种掌控感,一种更高层级的驾驭感。须牢记:因为是这样,所以就不是那样。如此,方能遇变不惊,安之若素,处之泰然。

二、逆境会有,不测常在,刚柔兼济

北宋贤宰相吕蒙正所作《寒窑赋》有云:"天有不测风云,人有旦夕祸福。"此一句精辟概括了情境和人生之常变态势。人们都希望自己一帆风顺,一飞冲天,一往无前。但道路常曲折,悲伤和痛苦无法避免。也因此,歌德说:"未曾哭过长夜的人,不足以语人生。"实实在在的人生描写总归是这样的:工作并非总是顺心遂意,生活并非总是幸福美满,爱情并非总会甘甜如蜜,友谊并非总能天长地久……文章并非总能一气呵成,谈判并非总能如己所愿,讲话并非总能句句精彩,渴盼并非总能全部实现……这也意味着,无论一个人多么不希望,一生中总会遇到规定好的或不可预知的压力、挑战或逆境,这是一个无可辩驳的铁定事实。《左传·襄公十一年》云:"居安思危,思则有备,有备无患。"若没有这种居安思危的心向,当出现状况的时候,当事者就会陷入手足无措、张皇失措的境地。人的一生中,无论如何不情愿,或许都会遇到刘姥姥初到贾府的为难境况。试想一下,一个庄稼农妇两手空空,带着外孙来到久不走动的贵族亲戚家里"打秋风",说白了就是空口借银两(其实就是求施舍),怎么进门? 如何开口? 向谁开口? 开口咋说? 如果遭到拒绝怎么办? 设身处地想一想这些难处,恐怕许多人都望而却步了吧。刘姥姥克服了重重困难,特别是自己心里的那道坎,她成功了,她用行动诠释了"办法总比困难多"这一道理。"天下事,无有不可为者。总因打不破,若打破,何事不能?"这句脂砚斋评语中肯得很。这也说明,行动起来就是好的开始。

在事不如意甚或身处逆境的时候，最需要的是积极进取、自强坚忍的精神。这种精神可追溯至《周易》"天行健，君子以自强不息。"个人境界的不懈追求和提升，是应对逆境和处置压力的上位心法。关于逆境，《孟子·告子下》有生动的阐释："故天将降大任于是人也，必先苦其心志，劳其筋骨，饿其体肤，空乏其身，行拂乱其所为，所以动心忍性，曾益其所不能。"这里详细告知身处逆境者必须坚忍，而且还告知为何需要坚忍：既然逆境有其缘由，坚忍自然必须，那么也就没有必要总是苦惨惨地与逆境抗争，乐观精神也是需要的。孔子曰"饭疏食，饮水，曲肱而枕之，乐亦在其中矣"（《论语·述而》）。以苦为乐，苦再不苦，甘之如饴矣。那么这是否意味着应对逆境或压力，惟自立自强坚忍方可用？答案是否定的。事实上，一味强调与困难进行不妥协的抗争，或会埋下"脆性"的种子。所以荀子认为应对逆境不能出现"惟用刚而不知柔"的情况，提出要能伸能屈。老子特别强调"柔弱胜刚强"，认为"天下莫柔弱于水，而攻坚者莫之能胜，以其无以易之"，"天下至柔，驰骋天下之至坚"，守柔即强。《淮南子》云："欲刚，必以柔守之；欲强，必以弱保之。积于柔必刚，积于弱必强。"所以"硬杠"式应对不如刚柔并济，能屈能伸。看似柔弱的水对环境变化有着极好的顺应，从容灵活中蕴含柔劲，不以正面冲突消磨自己的力量，而是通过保存能量，待以时机，战胜困境。同时，不"硬杠"其实包括了现在常说的"权变"思想，即手中要有选项。这样面临困境时，方可化被动为主动，从接受到主导，收放由己，进退自如。

在遭遇重大挫折或失败的时候，中国古人中的许多杰出代表显露出的旷达自适，提供了鲜活的积极自我调整以适应环境的样板。唐代诗人刘禹锡《学阮公体》诗云："人生不失意，焉能暴己知。"意思是说，人生如果没有经历过挫折，怎么能够显露出自己所知道的（显露出自己的不足）呢？刘禹锡的《秋词》一诗"自古逢秋悲寂寥，我言秋日胜春朝。晴空一鹤排云上，便引诗情到碧霄"，彰显着积极乐观、昂扬向上的精气神。《孟子·尽心章句上》云"穷则独善其身，达则兼济天下"，是说人在不得志的时候，要注重个人品德修养做到洁身自好；而得志显达的时候，要让天下人都得到好处。这其实开出了一张人在不同境地时该怎样为人处世的精要处方。遭遇逆境，如何做好独善其身呢？许多古人身体力行给出了可复制传播的经验。这些经验里透露出"安心知足""随缘自适""任运自在"这样的关键词。比如白居易在《种桃杏》一诗中写道:"无论海角与天涯,大抵心安即是家。"再如,苏轼在逆境中不抱怨不消极,顺应自然,积极调整心态,让人感受到其超脱旷达的胸襟。他的《定风波》许多人耳熟能详:"莫听穿林打叶声,何妨吟啸且徐行。竹杖芒鞋轻胜马,谁怕?一蓑烟雨任平生。料峭春风吹酒醒,微冷,山头斜照却相迎。回首向来萧瑟处,归去,也无风雨也无晴。"不以物喜,不以己悲,宠辱不惊,超然物外,境界升华,弹性自得。

三、宁心静气,神形兼备,心理免疫

遭遇无常,身处逆境,更需要宁心静气,否则就会乱了阵脚。事不遂愿特别是遇到突发变故,许多人常常会止不住生气,或发怒,或生闷气,这不仅不利于应对,更可能对全局带来更糟糕的影响。《黄帝内经》云:"百病生于气也,怒则气上,喜则气缓,悲则气消,恐则气下,寒则气收,炅则气泄,惊则气乱,劳则气耗,思则气结。"这说明,许多疾病的发生,皆因气机失调而致。处境剧变带来挑战,再因之动气影响身心健康,这无疑是雪上加霜。美国亚特兰大疾控中心研究发现,90%的疾病都和情绪有关。人生气的健康成本有多大?这里有一个单子:心脏血液增加一倍,肝脏比平时大一圈,免疫系统罢工6小时,肺泡不断扩张"要气炸了",肠胃功能紊乱,乳房出现肿块(生闷气也不行),甲状腺会分泌过多激素,皮肤会长色斑,启动抑郁症……看了这个单子,就很容易明白,不要动辄就生气。医学证据显示,诸如癌症、动脉硬化、高血压、消化性溃疡、月经不调等,人类65%~90%的疾病皆与心理压抑感有关,这类疾病被统称为心身性疾病。心身医学作为一门致力于探索心理因素与人体健康和疾病之间关系、主要研究心身疾病的发病机制的学科,现在越来越受到重视。宁心静气既是养生之上方,也是弹性应对的重要指征。关于长寿的研究发现,许多长寿老人的饮食习惯甚至与健康之道相左,比如有人嗜烟酒,有人喜肥肉。但在心态方面却是相同的,那就是长寿老人都乐观开朗、心地善良、为人随和、不爱生气。《荀子·荣辱》云:"乐易者常寿长,忧险者常夭折。"可见:累者易损,烦者常病,躁者生恶,忧者多夭。世界卫生组织(WHO)在《维多利亚宣言》(1992年)提出的"健康四大基石"中,除合理膳食、适量运动和戒烟限酒外,还有一条是心理平衡。心理平衡可不是仅指无风无火的生活中，也包括遇到大风大浪时，更要保持心理平衡。越是身处逆境，越要保持心态安稳。

宁心静气安神，是可贵的心理免疫力，这种免疫力既可保当事者身体无虞，也让其获得了弹性应对的力量。心理免疫学（psychoimmunology）又称心理神经免疫学（psychoneuroimmunology），是心理学与免疫学的交叉学科，专门探讨心理因素对免疫系统影响的一门学科，为 1981 年美国心理学家罗伯特·艾德（Robert Ader）所命名。证据显示，居丧者比正常人易患病，死亡风险也更大。研究发现丧偶两个月的人，其淋巴细胞反应比正常人慢，提示情绪极度压抑对免疫系统有损害。还有研究发现，参加重要考试的学生的"自然杀伤细胞"活性明显比一个月前减低；教师对学生施加压力，学生唾液中抗体的分泌量会相应减少，说明心理压力对免疫系统有损伤。其实，中国古人很早就注意到心理因素对身体健康的影响。如 2500 年前的《黄帝内经》中就蕴含着丰富的心理免疫学的真知灼见："怒伤肝，悲胜怒……喜伤心，恐胜喜……思伤脾，怒胜思……忧伤肺，喜胜忧……恐伤肾，思胜恐"（《素问·阴阳应象大论》）。从系统视角，这段论述不仅阐明了情志与五脏（心身）之间的关系，还强调了情志相胜的原理，"情志相胜"疗法由此而出。明代医家吴昆在《医方考》有言："情志过极，非药可医，须以情胜。"也就是说，心病还需心药医。金元四大家之一张从正在其所撰《儒门事亲》中，对情志相胜给出了可据操作的治疗方法："故悲可以治怒，以怆恻苦楚之言感之；喜可以治悲，以谑浪亵狎之言娱之；恐可以治喜，以恐惧死亡之方怖之；怒可以治思，以污辱欺罔之言触之；思可以治恐，以虑彼忘此之方夺之。"其中报告的治疗案例及分析，实在令人拍案称奇。比如张从正治疗伤思妇人之一例："富家妇人，伤思过甚，二年不寐，无药可疗。其求戴人（张从正自号）治之。戴人曰：两手脉俱缓，此脾受之也。脾主思故也。乃与其夫，以怒激之，多取其财，饮酒数日，不处一法而去。其人大怒汗出，是夜困眠。如此者，八九日不寐，自是食进，脉得其平。"当然，使用相应方法，还是要讲求贴合当下情状的，毕竟像《儒林外史》中范进中举后被老丈人一巴掌扇醒的治疗方式使用起来还是有诸多限制的。

那么，身处逆境或面临压力时，人们的免疫系统只能是单方面受到损害吗？答案是否定的。在前述张从正的治疗方案中，其用心医心之法，其实是动用了两个相关联的所谓"败局",用损止损以治损。为什么这么说呢? 因为思伤脾,怒伤肝,两个都有损。但治疗者可以让当事人通过动怒而止思治脾,这也是攻邪留正的可行路径。攻邪留正,是以张从正为鼻祖的攻邪学派的治疗方法论,对于纠正补土学派盲目投补危害病人的疗法起到了积极作用。攻邪学派所用类似之法,其实蕴含了一个重要哲理,即辩证地看"伤"或"损"这样的问题。虽然怒伤肝,但适时激惹让一个人发怒却可以止思治脾。心理弹性研究发现,如果一个人经常接触一些压力或应对一些风险,那么循着时间推进,伴随着其所经历的压力或风险水平的波动式逐渐上扬,其身心健康问题却呈现波动式下滑,两条曲线表现为渐行渐远的"剪刀差"。这说明应对风险或压力,提升了人们的免疫力,这就是压力免疫模型或称为挑战模型。正是在这个意义上,研究发现,压力水平与身心健康之间并非线性关系。如果以压力为横轴,身心问题为纵轴(分值越大越不健康),发现两者之间是一个左低右高的"对号"(√)样。这也就意味着,适当压力接触不仅对健康无损,还会促进身心健康。谈及此处,必须讲明一个真相:压力一词或许被心理学、精神病学家们提及太多了,以至于全社会都对压力有一种自然的憎恨。所以,许多人会做如是想:"若是没有压力该有多好!"耶基斯–多德森定律(Yekes-Dodson Law)提示,动机水平(唤醒度)与操作绩效之间是一个倒U型的曲线关系。同时,这个倒U型曲线也可以用到面对压力(压力越大往往唤醒度更高)时,人的情绪反应方面。如果没有压力,人们会有被剥夺感,这可以解释为何有些人退休后不久就显得特别苍老。从无事可做到做一些简单的工作,个体经历短暂的新鲜感后就会随之陷入枯燥,再增加一些任务难度,这时候人们就会感受到快乐了。这是一个神奇的发现:在绝大多数人的认识中,压力似乎与快乐并不沾边。所以,共和国建设者的杰出榜样之一——铁人王进喜曾说的"井无压力不出油,人无压力轻飘飘",便是对压力和感受之间关系的最生动阐释。美国心理学者凯利·麦戈尼格尔(Kelly McGonigal)在其所著的《压力的好处》一书中,这样写道:"最新的科学表明,压力可以让你更聪明、更强韧、更成功。它帮助你学习和成长。它甚至可以激发勇气和悲悯心。新的科学还表明,改变对压力的看法可以让你更健康、更快乐。你对压力的看法会影响从心血管健康到发现生命意义的能力等各个方面。管理压力的最佳方法不是减少或避免压力,而是重新思考甚至拥抱压力。"到此,可能还会有人不甘心地问一句,那有什么方法可以逃离压力吗? 答案也很直接:没有。更何况好事也会带来压力,比如筹办自己的婚礼。

四、明暗阴阳,微尘幸运,合一思维

身处逆境或面临压力时,情绪反应来得最早、最快,能否调适好情绪,事关应对的走向和最后的结局。在此意义上,提升一个人的情绪弹性就显得极为重要。情绪弹性与应对效能休戚相关,深入理解情绪及其弹性,对于个体的积极心理社会适应至关重要。心理学将人的情绪依效价维度分为所谓积极情绪(positive affect)和消极情绪(negative affect)。积极情绪包括喜悦、感激、宁静、希望、自豪、爱等;消极情绪包括忧愁、悲伤、愤怒、紧张、焦虑、痛苦、恐惧、憎恨等。速览一下两种情绪,你更偏爱哪一边呢? 或许很多人都会选择积极情绪吧。心理学将两类情绪分开来研究,给人的感觉是两者似乎可以完全从一个人的感觉里分开一样。但事实并非如此。从个体视角看,我们绝大多数人常常都处在积极情绪与消极情绪的混合状态。谈及此处,不得不说在社会大众那里存在的一个广泛误会,认为积极情绪和消极情绪存在此消彼长的关系。积极情绪和消极情绪相关系数是多少? 早在20世纪60年代末,美国心理学家诺曼·布莱德本(Norman Bradburn)通过对几个全国性的样本分析发现,积极情绪和消极情绪其实并不相关。心理学家认同,虽然确乎存在截然相反的情绪(比如,烦闷 vs. 安然),但更多的情形是积极情绪并非与消极情绪存在共轭效应,即两者并非位于一个轴上的两端。这是因为积极情绪与消极情绪两者是完全不同的心理过程,经由不同的神经基质,执行着不同的进化功能。还有,虽然西方心理学主张积极情绪与消极情绪的数量均势,但在两种效价情绪功效大小方面也持不对等的观点。中国古人对情绪的认识,以《黄帝内经》的"喜、怒、忧、思、悲、恐、惊"七情之说最具代表性。可以看出,两种效价的情绪数量并不等同,消极情绪类别多。美国心理学家保罗·艾克曼(Paul Ekman)认为人的基本情绪有快乐、悲伤、愤怒、厌恶、惊讶和恐惧六种,同样也体现出情绪效价数量的非对称性,消极情绪类别多。这似乎提示:生活的真谛就是痛并快乐着。推论就是:一个人不能因为自己有痛苦,就不去追寻甚至放弃享有快乐的权利,最有境界的行为是带着眼泪微笑。

　　放下对消极情绪的偏见,是提升情绪弹性的重要步骤。如果说消极情绪有其好的一面,大家仔细想想就觉得有道理。事实上,关于消极情绪,有一个"战或逃"(fight or flight)的理论,是说消极情绪有其重要的积极作用:消极情绪可以让个体进入战斗状态,如果斗不过,那就逃跑以保存实力。试想一下:如果没有担心自己被天敌吃掉的战战兢兢,大自然许多动物都要遭到灭绝的命运;如果没有面临压力或重要任务时的焦虑、担心,许多工作都可能会平平松松,难以创造价值,更奢谈做出影响人类发展走向的发明创造来。由此看来,家长只是单纯地想让孩子喜欢学习,既不符合实情也很违心。没有一个人在参加高考前夜高兴得在床上打滚并喊道:"哈哈……太好了,明天我要参加高考了!"更可能的情况是,辗转反侧难以入睡,终于睡去后还做了忘记带身份证、考题不会的梦。所以,消极情绪有利于有机体保持对威胁的警觉,利于个体活下来。同样,放下对积极情绪的执爱,也是提升情绪弹性的不可或缺步骤。若一个人只是纯然开心,没有了消极情绪作为制衡,这个人并非幸福,而是得了一种精神疾病:躁狂症。躁狂症有三高:情感高涨、思维奔逸、行为过剩。若不能得到及时治疗,躁狂症患者会面临休克的高风险。为什么?因为"喜伤心",狂喜更伤心。俗语有云:"别高兴得太早";《淮南子·道应训》云"夫物成而衰;乐极生悲"。这些都是很好的告诫和提醒。简言之,积极情绪和消极情绪均有其积极效用和消极效用,过高积极情绪水平或过度消极情绪体验,均会给当事人带来麻烦,极端情况下,狂喜和暴怒均有可能让人送命。心理学者提出了一个情绪平衡度(balance of affect)的概念,是指一个人的积极情绪减去消极情绪后剩下的余额(即差值),认为健康幸福者的情绪平衡度更高。但这个概念显然并不尽如人意,因为A的情绪平衡度虽与B相同,但可能是由不同水平的积极情绪与消极情绪相减而来的,这对个体而言,其功效或有不同。中国古人给出的情绪调控之法颇值得推崇,即讲究心平气和,清静神安。"心平气和"语出苏轼《菜羹赋》"心平而气和",意思是心情平衡,态度温和,不急躁,不生气。《老子·道德经》云"清静为天下正"(第四十五章),认为内心清静才是天下正道。陆游《好事近》诗云"心如潭水静无风,一坐数千息",意思是心里没有任何杂念,打坐时用数息法(一呼一吸为一息)数到上千次。遇到挫折和逆境,怒气是最常见的情绪反应,中国古人给出了"面壁以避怒""写字以散气""赏花以破怒""著书以释怒""作画以忘怒""悬联以警怒"等方法，到现在仍可借鉴一用。

有一些人之所以被所遭遇的逆境或挑战打垮，与其过于沉溺于情绪反应有关，"情绪脑"一旦占了主导，"认知脑"自然成了附属。情令智昏，要么做了傻事，要么一蹶不振。过了许久，还有一些人仍不能从这次境遇中恢复，他们常常在回想或述说这段过往时，将自己不自觉地描述成了磨难英雄。这种"污染式"自我叙事风格是心理脆性的一个主要机制。那么，将污染式的叙事认同风格转化为救赎式的叙事认同风格，也就是赋予糟糕经历以积极意义，使其成为成长的养分，是实现弹性成长的重要一环。污染式叙事认同风格实际上是一种自我关注，这种自我关注往往与适应不良及多种精神疾病密切关联。伯特兰·罗素（Bertrand Russell）在其《幸福之路》里提到去自我关注利于个体获得幸福感受："但最大部分，还须归功于一天天地少关心自己。"心理学研究发现，怀有敬畏之心，可以减少焦虑，有助于提升幸福感、慷慨度、社会责任感等。这是因为敬畏可以将人们的注意力从自身转移到更宏大的事物上，增进联结感，提升谦逊水平，这对于正在面对消极事件或曾处逆境经历的人来说尤其重要。我们的研究发现，敬畏涂色游戏（即给可以产生敬畏感的图片着色）能够显著降低人们的焦虑水平，并提升幸福感。这提示，敬畏体验可以通过将注意力引向大局来减少不确定性，增强与他人的联结感，从而缓解身处糟糕境遇者的焦虑感。如果一个人感到自己不能有效应对不利处境，不妨玩一个心念穿梭游戏。在"我∈我们∈这里∈城市∈中国∈亚洲∈地球∈太阳系∈银河系∈宇宙……"这个系列中依次往复行进，先从"我"到"宇宙"，再从"宇宙"到"我"，似一个相机的焦距被推拉，如此反复几次，感觉将会大为不同。这是因为，投眼苍宇，即为微尘。因此，会生出微尘般的幸运感，并伴随着生命在天地间走一遭的豪迈感。这种感觉可生动描述为"天空没有留下翅膀的痕迹，但我已经飞过"（泰戈尔《流萤集》）。还需注意，身处不利情势，在动员一切力量进行有效应对的同时，勿忘做好自我关怀。怎样做到自我关怀呢？我曾提出一个"飞机氧气面罩"理论。我们不少人都有乘坐飞机的经验：每次飞机起飞前，空乘人员都会广播安全须知。其中有这样的话："氧气面罩储藏在您的座椅上方。发生紧急情况时，面罩会自动脱落。氧气面罩脱落后，请用力向下拉面罩，将面罩罩在口鼻处，把带子套在头上进行正常呼吸。在帮助别人之前,请自己先戴好。"最后一句话要特别注意:对他人照料的前提是,先戴好自己的氧气面罩,再帮身边人戴上,而不是反过来,因为那样可能会导致助人者因脑缺氧而昏迷。这个"飞机氧气面罩"的理论很有说明性,希望大家都能自觉运用并推广它。

五、结语

情境常变,我们要有随时接纳变化的心向。但须承认,人们对变化的抗拒往往要先于接纳。主要原因在于变化会威胁到人们的掌控感。而领悟了"变即不变""不确定可确定",则可得更高层级的驾驭感。不测常在,人的一生中总会遇到难以预料的困难,这是铁律,不容辩驳。惟刚柔兼济,方可主导在己、有效应对,也可安心知足、旷达自适。身处逆境时,需要宁心、静气、安神,这是珍贵的心理免疫力。接触压力可以减少心身问题,这就是弹性科学的接种/免疫模型所要传递的。培养积极的压力心态,将压力视为挑战而不是威胁,其结局是不再产生广泛的压力嫌恶。更何况,适当的压力可以带来快乐。明暗阴阳,所谓积极情绪与消极情绪皆有积极与消极两重效应。明确了这一点,就不会再有积极情绪偏爱。而减少自我关注,增进敬畏感,可生出微尘般的幸运感,进而转为豪迈感。"飞机氧气面罩"理论提示,做好自我关怀极为重要。做到这些,自会有常变情境下的生命弹性应对。

本草艺术工作坊学生感悟

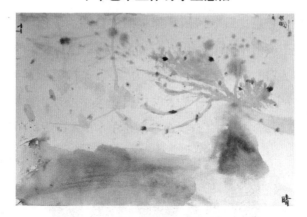

画名　邂逅

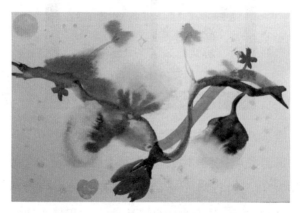

画名　生命的藤蔓

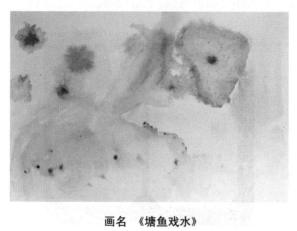

画名　《塘鱼戏水》

"澄心息虑"的含义

"澄"——意"澄心息虑","澄"版环保袋的主色调为绿色,冷色调的绿代表平和、宁静。环保袋正面由 4 个元素构成,分别是上海中医药大学的英文缩写和橙暖的 logo,文字主体为"澄心息虑"4 个字,意为"心态保持至善至美,恬静宁静的境地",右下角为一枚中草药的形象,是上海中医药大学心理中医特色文化的体现。环保袋的背面非常简约,主体留白,仅在右下角用水墨画的太极鱼渲染"澄"字。

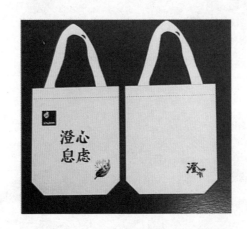

"橙"——意"橙意暖心","橙"版环保袋的主色调为橙色,暖色调的橙代表温暖、阳光。环保袋正面由 4 个元素构成,分别是上海中医药大学的英文缩写和橙暖的 logo,文字主体为"橙意暖心"4 个字,意为"温暖阳光、守望相助,抗逆前行",右下角为一个橙宝轻松的形态,是上海中医药大学心理积极心理文化的体现。环保袋的背面亦非常简约,主体留白,仅在右下角用活泼的太极鱼环绕"橙"字。

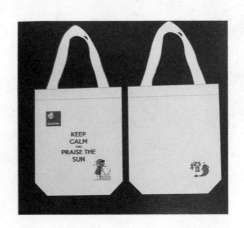